몸이 뻣뻣한 사람을 위한

유연강좌

Original Japanese title: KARADA GA KATAIHITO NO TAMENO JŪNAN KOUZA

Copyright © 2017 NHK, James Shuichi Nakano

Original Japanese edition published by NHK Publishing, Inc.

Korean translation rights arranged with NHK Publishing, Inc.

through The English Agency (Japan) Ltd. and Danny Hong Agency

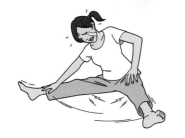

몸이 뻣뻣한 사람을 위한

유연강좌

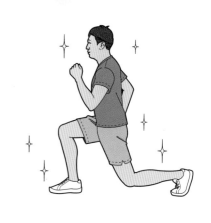

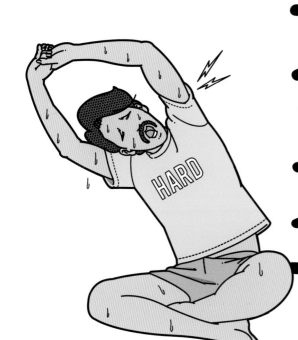

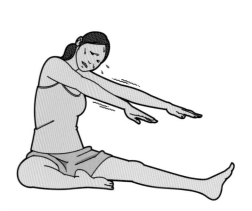

나카노 제임스 슈이치 지음
최정주 옮김

비타북스

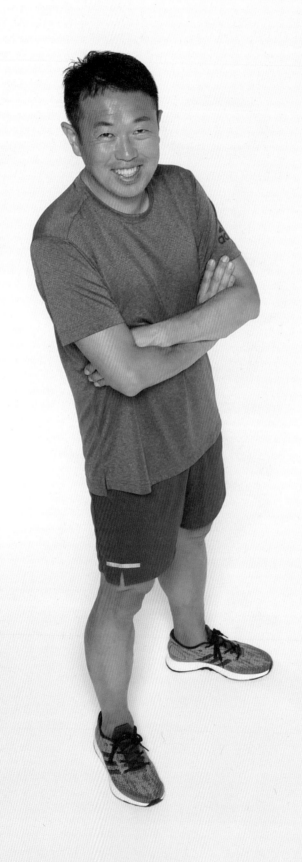

시작하며

〈몸이 뻣뻣한 사람을 위한 유연 강좌〉를 펼친 여러분, 진심으로 환영합니다! 지금까지 몸이 유연해질 수만 있다면 그 어떤 방법도 마다하지 않았음에도 뻣뻣한 몸을 벗어날 수 없었던 분들을 위한 유연성 기르기의 모든 것을 소개해드릴까 합니다. 장담컨대 이 책과 함께라면 반드시 몸이 유연해지지 않고서는 배길 수 없을 겁니다. 게다가 '바른 자세 취하기', '요통 예방하기', '어깨 결림 해소하기' 등 목적에 맞는 스트레칭 동작들을 자세하게 소개하고 있으니, 당신은 원하는 페이지를 찾아 펼치기만 하면 됩니다. 이 얇은 책 한 권이면 유연해지고 싶은 당신의 욕망을 실현할 수 있습니다.

최근 스트레칭을 통해 몸을 부드럽게 만들고 싶어 하는 사람들이 늘고 있습니다. 10여 년 전만 해도 스트레칭이라고 하면 본격적인 운동을 위한 준비 단계 정도로만 알려져 있었고, 지금처럼 많은 매체에 주제화되어 소개된 적도 없었기 때문에 지금의 상황이 매우 기쁩니다.

그런데 안타까운 건 내 몸 상태와 안 맞는 데도 무리하면서까지 유연해지겠다며 스트레칭에 필사적으로 매달리는 사람들이 종종 보인다는 겁니다. 무조건 찢고 누른다고 유연해지는 게 아닌데 잘못된 정보로 몸을 혹사시키는 사람들을 볼 때마다 걱정이 됩니다. 이러한 잘못된 정보를 바로잡고 더 많은 사람이 즐겁게 스트레칭할 수 있도록 책에서는 유연성 향상의 진정한 효과가 무엇인지에 대해서도 함께 알려드릴 겁니다.

가능하다면 퍼스널 트레이닝을 하는 것처럼 옆에서 직접 조언을 해드리고 싶지만 이는 사실상 어려운 일이므로 책을 통해 조금이나마 체험해주셨으면 하는 바람입니다.

반드시 여러분에게 꼭 맞는 최고의 스트레칭을 찾아내시기 바랍니다!

나카노 제임스 슈이치

CONTENTS

※ 책에서 소개하는 스트레칭 트레이닝 시 주의사항

□ 몸 상태가 나쁠 때, 발열 중, 관절 등을 다쳤을 때, 임신 중, 음주 후에는 하지 마세요.

□ 고혈압, 심장병 등 지병이 있어 치료를 받는 사람은 하지 마세요.

□ 스트레칭 후 통증이 느껴질 때는 무리하지 말고 중단하세요.

□ 자신의 체력에 맞춰 무리하지 않는 범위 내에서 하세요.

□ 한 발로 서기 등 불안정한 자세를 취하는 경우는 넘어지지 않도록 주의하고, 벽 등을 이용해 무리하지 않는 범위 내에서 안전하게 하세요.

□ 의자는 안정적인 것을 사용하며, 평평하고 미끄러지지 않는 곳에 놓고 스트레칭하세요.

뻣뻣한 몸 때문에 동작을 따라하기가
힘들더라도 근육이 이완되는
느낌이 든다면 성공!

나무토막처럼 뻣뻣해도 상관없다.

유연한 몸,
지금부터 만들어보자!

**자신에게 맞는
스트레칭 동작부터 찾아보자.**

자신의 몸에 꼭 맞는
스트레칭 동작을 찾으면
마치 개인 트레이닝을 받은 것처럼
엄청난 효과가 나타난다!

1   유연성을 체크해 몸 상태를 파악한다

대체 내 몸은 얼마나 뻣뻣한 걸까? 먼저 '유연성 셀프 테스트'(p. 24~28)를 통해 확인해보자. 내 몸의 유연성 정도를 알면 스트레칭을 해야 할 근육과 스트레칭이 필요하지 않은 근육을 알게 되어 어떤 운동을 하는 것이 좋을지 파악할 수 있다. CHAPTER 2~7에서 소개할 '다리 찢기'나 '앞으로 숙이기' 등처럼 유연성에 관한 목표가 있는 사람도 시작은 '유연성 셀프 테스트'부터여야 한다.

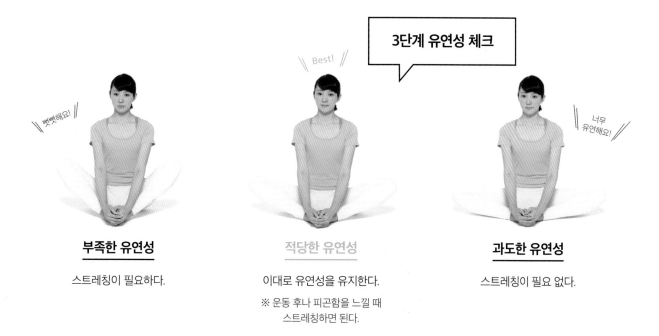

3단계 유연성 체크

뻣뻣해요!

Best!

너무 유연해요!

부족한 유연성

스트레칭이 필요하다.

적당한 유연성

이대로 유연성을 유지한다.

※ 운동 후나 피곤함을 느낄 때 스트레칭하면 된다.

과도한 유연성

스트레칭이 필요 없다.

2   다양한 스트레칭 동작 중 근육이 가장 잘 늘어나는 동작 한 가지를 고른다

의자에 앉아 근육을 늘이는 게 편한 사람도 있고, 반대로 바닥에 앉아서 근육을 늘여야 더 시원함을 느끼는 사람이 있다. 스트레칭 방법은 사람마다 다르다. 그렇기 때문에 자신에게 꼭 맞는 동작을 찾는 것은 매우 중요한 일이다. 기분이 좋다고 느껴지는 동작을 찾으면 유연성도 확연히 늘고, 스트레칭을 지속적으로 즐기며 할 수 있는 원동력이 생긴다. 책에서는 각 근육별로 다양한 스트레칭 방법을 소개하고 있으니 한 번씩 모두 따라 해보고 가장 기분이 좋다고 느껴지는 동작을 골라보자. 아플 때까지 늘이는 것이 아니다. '기분 좋은 정도'로 늘이는 것이 포인트다!

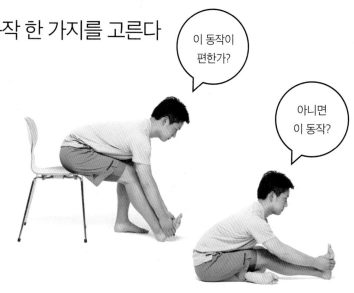

이 동작이 편한가?

아니면 이 동작?

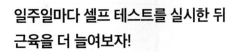

**일주일마다 셀프 테스트를 실시한 뒤
근육을 더 늘여보자!**

동작을 정했다면
매일 꾸준히 계속하고
일주일에 한 번씩 변화를 체크하자.
정기적인 점검만이
유연성 향상을 위한 지름길이다.

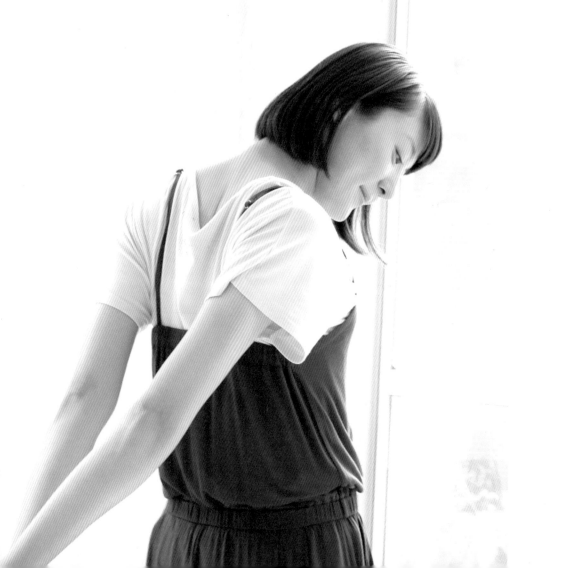

3 스트레칭은 '매일' 하는 것이 기본이다

자신에게 맞는 동작을 찾았다면 이제부터는 매일 스트레칭하자. 안타깝지만 일주일에 1~2회 정도로는 큰 효과를 기대할 수 없다. 10가지 스트레칭을 한 세트씩만 해도 5분이 채 걸리지 않는다. 운동을 지속할 수 있는 시간대를 스스로 찾아야만 한다. 작은 스트레칭 노트를 만들어 매일 스트레칭 시간과 동작을 적어보는 것도 괜찮은 방법이다.

4 일주일에 한 번은 '동작'과 '유연성'을 테스트해보자

스트레칭을 지속해왔다면 일주일이 되는 날 근육의 유연성 정도를 다시 한 번 체크해봐야 한다. 스스로가 근육의 변화를 실감할 때 의욕이 마구 솟아난다. 이때 동작도 함께 점검해보자. 같은 동작을 반복하면 근육이 이완되고 있다는 것이 잘 느껴지지 않거나 지겹다는 생각에 자세를 제대로 취하지 않게 된다. 그럴 때는 다른 동작으로 바꾼 뒤 일주일 동안은 새로운 스트레칭 동작을 지속하면 된다.

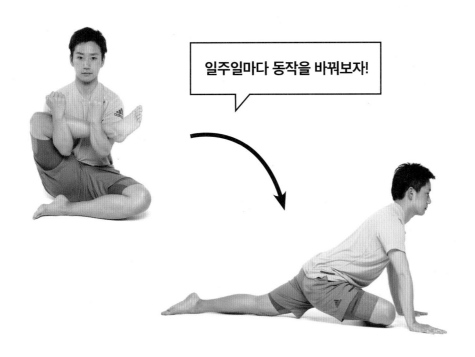

일주일마다 동작을 바꿔보자!

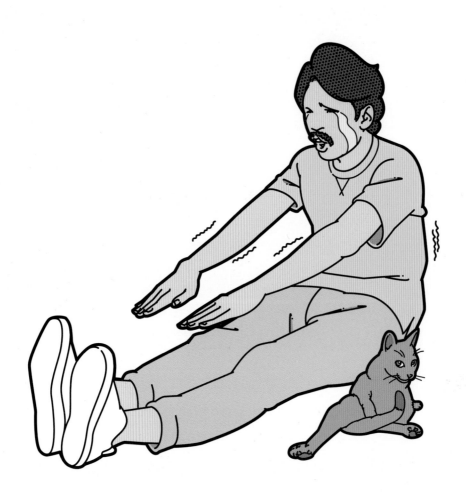

몸에서 굳어 있는 부분을 찾아내자!

유연성 셀프 테스트

'부드럽고 유연한 몸을 동경하며 수차례 도전했던 스트레칭! 하지만 시도할 때마다 좌절을 반복했고, 내 몸은 여전히 뻣뻣한 채 멈춰있다. 아무래도 나한테는 무리인가 보다.' 이렇게 생각하는 사람에게 꼭 권하고 싶은 스트레칭을 모았다. 본격적으로 스트레칭에 들어가기 전에 몸이 딱딱하게 굳는 원리와 스트레칭의 장점을 알아본 뒤 유연성 테스트를 통해 자신의 몸에서 어떤 부분이 굳어 있는지 파악해보자!

몸이 뻣뻣한 사람과
저자의 1문 1답

Q₁

왜
몸이 굳나요?

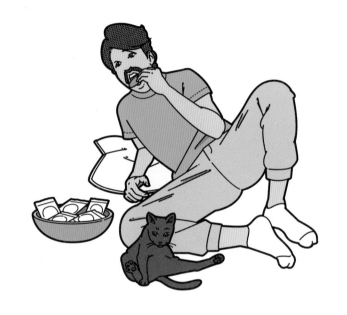

A₁ 몸을
움직이지 않기
때문입니다.

몸을 움직이지 않는 생활에
익숙하다면 주목!

'몸이 굳는 건 나이 때문이니까 어쩔 수 없지'라고 생각할지도 모르지만 사실은 그렇지 않다. 가슴에 손을 얹고 생각해보자. 젊었을 때만큼 몸을 자주 움직이고 있는지. 컴퓨터 작업 업무가 중심인 사람은 서 있거나 걷는 시간보다 앉아 있는 시간이 더 길 수밖에 없다. 그런 하루가 계속되면 다리 근력이 약해지게 되고, 몸을 움직이는 것이 귀찮게 느껴진다. 그렇게 점점 몸은 굳고 만다.

몸이 한 번 굳어버리고 나면
점점 더 뻣뻣해지나요?

몸이 굳는 원리는 이렇다. 근육을 움직이면 혈액순환이 잘되고, 혈액순환이 잘되면 온몸에 영양이 골고루 퍼져 근육이 잘 유지된다. 반대로 혈액순환이 잘되지 않으면 근육이 감소하게 되고, 적은 양의 근육으로 몸을 움직일 수밖에 없게 된다. 그렇지 않아도 적은 근육에 부담까지 가해지면 근육이 긴장돼 딱딱해지고 통증을 느끼게 된다. 그로 인해 근육은 또다시 긴장하고 몸은 점점 더 뻣뻣하게 굳어버린다.

뻣뻣한 몸이 되는 악순환 고리

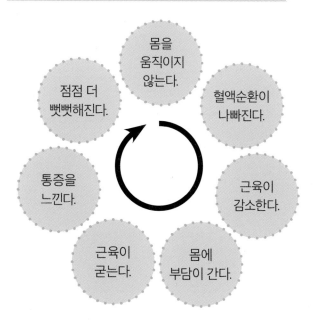

Q₂

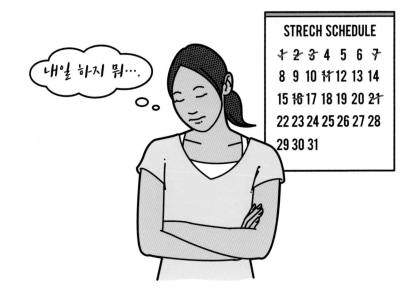

스트레칭을 하면
정말 몸이
부드러워지나요?

A₂

매일
꾸준히 하면 반드시
부드러워집니다!

어쨌든 꾸준히
계속하는 것이 중요하다!

가장 많이 받는 질문이다. 단언컨대 스트레칭을 하면 틀림없이 몸은 유연해진다! 단, 반드시 지켜야 할 것이 있다. 그것은 바로 자신에게 꼭 맞는 스트레칭을 매일 빼놓지 않고 계속하는 것이다. 근육은 정직하기 때문에 빈도와 횟수가 부족하면 늘어나지 않는다. 몸이 심각하게 굳었음에도 매일 꾸준히 스트레칭을 반복해 유연성을 회복한 운동선수를 수없이 봐왔다. 의심하지 말자! 제대로 된 방법으로 꾸준히 스트레칭하면 반드시 몸이 부드러워질 것이라 믿고 계속하길 바란다.

근육이 부드러워지는
원리는 뭔가요?

근육은 고무처럼 늘었다 줄어들기를 반복할 거라 생각할지도 모른다. 하지만 사실 고무보다는 체인에 가깝다. 스트레칭을 하면 체인의 고리가 추가되어 근육이 길어지는 거라 생각하면 된다. 체인은 '근섬유', 고리는 '근절(筋節)'이라는 근육의 최소 단위인데, 스트레칭을 지속하면 세포 분열이 일어나 근절 수가 늘어난다. 반대로 스트레칭을 하지 않으면 근절이 감소해 근육이 짧아지기 때문에 유연성이 떨어진다.

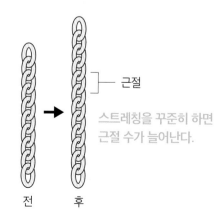

스트레칭 전

매일
지속하면?

스트레칭 후

근육이
길어진다!

체인과 비슷한 근육

근절

스트레칭을 꾸준히 하면
근절 수가 늘어난다.

전   후

Q₃ 몸이 유연해지면 뭐가 좋아지나요?

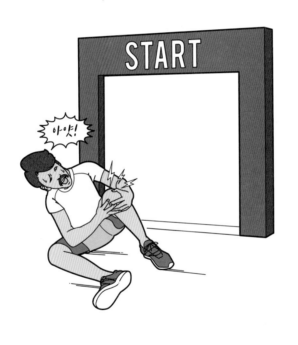

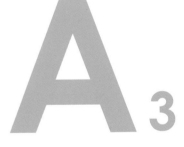

A₃ 잘 다치지 않습니다.

유연성이 부족해 발생하는 부상의 종류는 다양하다. 허벅지가 굳어 있으면 무릎을 다치기 쉽고, 발목의 유연성이 떨어지면 쉽게 넘어진다. 하지만 평소에 몸을 부드럽게 만들어 놓으면 이런 부상을 예방할 수 있다. 중요한 점은 너무 유연해도 관절이 불안정해져 다칠 수 있으니 '적당한 유연성'을 유지해야 한다는 것이다.

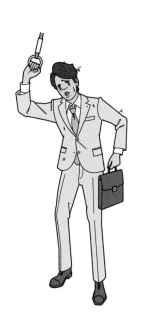

쉽게 피곤해지지 않고 최적의 컨디션을 유지할 수 있습니다!

이유 없이 자주 피곤하다고 느끼는 사람은 유연성 저하가 원인일지도 모른다. 유연성이 부족한 짧은 근육을 움직일 때는 긴 근육에 비해 불필요한 힘이 들어가기 때문에 근육이 쉽게 피곤해진다. 또 에너지도 많이 소비하게 되어 몸 전체의 피로로 이어진다. 항상 쾌적하고 건강하게 생활하기 위해서도 스트레칭은 꼭 필요하다.

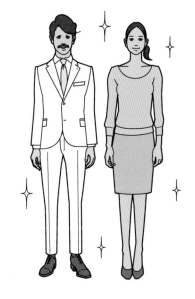

바른 자세를 유지할 수 있습니다!

한쪽 어깨만 잘 뭉치거나 다리를 쭉 펴지 못하는 사람은 좌우 유연성의 차이 때문에 자세가 불균형해질 가능성이 있다. 스트레칭은 이러한 불균형을 없애는 데 도움이 된다. 본래의 유연성을 되찾으면 몸의 좌우 균형이 좋아져 자신감 넘치는 바른 자세를 유지할 수 있게 된다.

Q₄ 몸이 너무 유연해도 안 좋다고요?

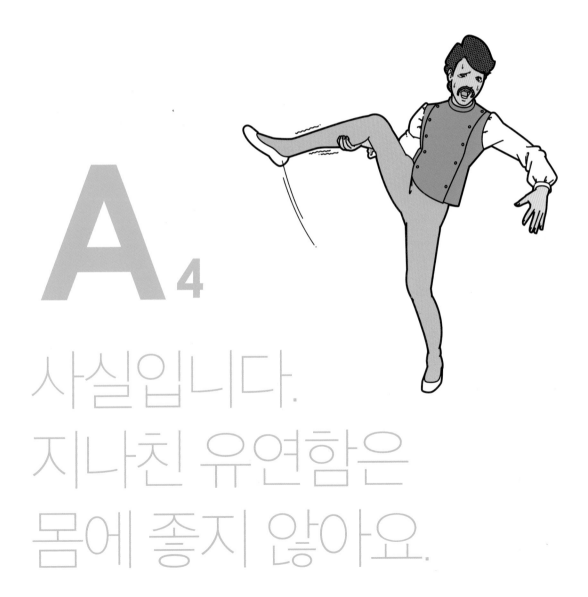

A₄ 사실입니다. 지나친 유연함은 몸에 좋지 않아요.

관절 구조와 안 맞는
지나친 유연성은 위험하다!

'몸은 유연할수록 좋다'고 생각하겠지만 그렇지 않다. 일반인이 발레리나와 체조선수의 유연함을 목표로 하면 관절을 다칠 가능성이 높다. 관절이 움직이는 범위를 '관절 가동 범위'라고 하는데, 가동범위는 관절의 구조상 각각 적정 각도가 정해져 있다. 적정 각도보다 더 벌어진다는 것은 한계를 넘어선다는 뜻이다. 발레리나나 체조선수는 어릴 때부터 몸을 유연하게 만들기 위해 노력하면서 근육을 함께 단련해 경기에 나갈 수 있는 몸을 만들어왔다. 무작정 유연성만을 키운 것은 아니다.

무턱대고 근육을 늘이면
인대가 늘어날 수도 있다!

뼈와 뼈가 연결된 부분을 '관절'이라 부르고, 몸이 흔들리지 않도록 뼈와 뼈 사이를 이어주는 것이 '인대'다. 인대는 꽤 튼튼하지만 강한 힘이 작용하면 늘어나거나 끊어질 수 있다. 스트레칭으로 인대를 필요 이상으로 늘이게 되면 끊어지지는 않더라도 늘어나는 경우가 많다. 이 상태는 관절에 굉장히 좋지 않다. 인대가 늘어나 근육을 제대로 지지해주지 못하면 뼈가 흔들거려 불안정해지고 통증을 느끼는 경우도 생긴다. 당장은 괜찮더라도 나이가 든 뒤에 영향이 나타날 수도 있으므로 무턱대고 늘이지 않도록 주의하자.

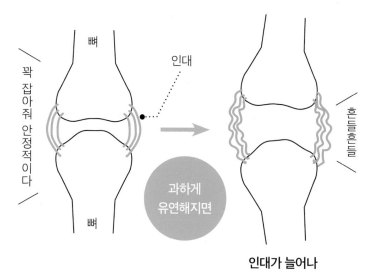

꽉 잡아줘 안정적이다

뼈

인대

과하게 유연해지면

뼈

흔들흔들

**인대가 늘어나
관절이 불안정해진다!**

내 몸은 뻣뻣할까? 부드러울까?
유연성 셀프 테스트

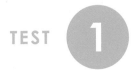

신체 각 부위의 유연성을 셀프 테스트로 확인해보자!

유연성 부족	적당한 유연성	유연성 과다
스트레칭이 필요하다.	이대로 유연성을 유지하자.	스트레칭이 필요 없다.

【 주의 사항 】

· 샤워 또는 조깅한 뒤와 같이 몸이 따뜻해졌을 때 체크한다.

· 일정 자세를 3초 이상 유지하되 반동은 사용하지 않는다.

· 테스트는 어디까지나 기준에 불과하다. 팔다리의 길이나 체형의 차이 등도 영향을 미치므로 정확한 판단이 필요한 경우에는 전문가와 상담하자.

TEST 1

상완삼두근, 삼각근 (어깨 관절 주변)

똑바로 서서 한쪽 팔을 들어 어깨에서 등으로 내리고, 다른 팔은 아래에서 등으로 올린다. 양쪽 손끝 사이의 거리로 판단한다. 반대쪽도 동일하게 진행한다.

유연성 부족

적당한 유연성

유연성 과다

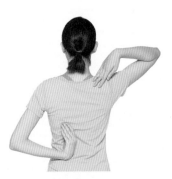

양쪽 손끝이 10cm 이상 벌어진다.

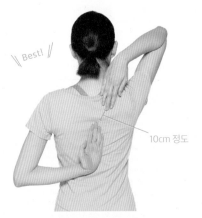

\\ Best! //

10cm 정도

손끝이 가볍게 닿거나 벌어져도 10cm 미만이다.

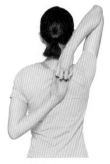

양손 깍지를 낄 수 있다.

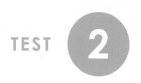

TEST 2

대흉근(가슴 앞쪽)

벽 옆에 서서 한 손을 뒤로 뻗은 뒤 손바닥을 벽에 붙인다. 반대쪽도 동일하게 진행한다.

유연성 부족

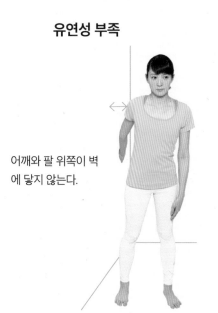

어깨와 팔 위쪽이 벽에 닿지 않는다.

적당한 유연성

Best!

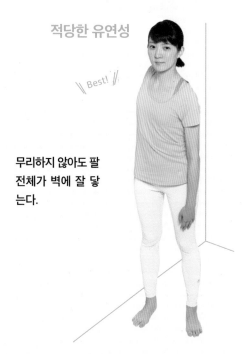

무리하지 않아도 팔 전체가 벽에 잘 닿는다.

유연성 과다

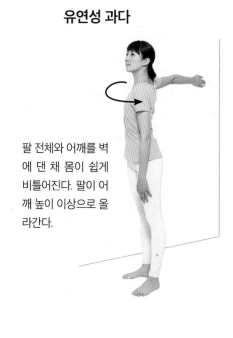

팔 전체와 어깨를 벽에 댄 채 몸이 쉽게 비틀어진다. 팔이 어깨 높이 이상으로 올라간다.

TEST 3

고관절 내회전 근육(허벅지 안쪽)

양반다리로 앉아 발바닥을 맞대고 양쪽 무릎의 높이를 체크한다.

유연성 부족

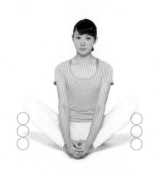

좌우 무릎과 바닥 사이에 주먹 3개 정도가 들어간다.

적당한 유연성

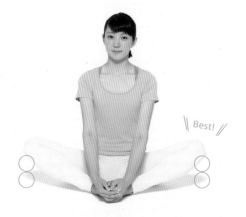

Best!

좌우 무릎과 바닥 사이에 주먹 1~2개 정도가 들어간다.

유연성 과다

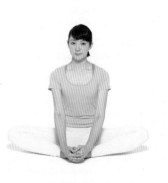

양쪽 무릎과 바닥 사이에 틈이 거의 없거나 양쪽 무릎이 바닥에 닿는다.

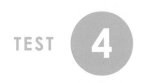

TEST 4 대둔근(엉덩이)

양반다리로 앉아 위쪽 다리의 종아리를 양손으로 들어 올려 가슴 가까이 당긴 뒤 높이를 체크한다.
반대쪽도 동일하게 진행한다.

유연성 부족	**적당한 유연성**	**유연성 과다**

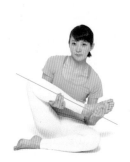
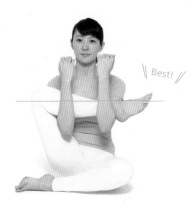
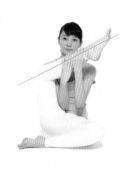

종아리를 당기기 어렵고 바닥과 평행이 되지 않는다.	**종아리와 바닥이 평행이 되는 높이까지 무리 없이 당길 수 있다.**	정강이가 턱 높이까지 쉽게 올라간다.

TEST 5 대퇴사두근(허벅지 앞쪽)

바닥에 엎드려 누워 한쪽 무릎을 뒤로 구부린다(몸이 유연한 사람은 바닥에 등을 대고 똑바로 누워
한쪽 무릎을 뒤로 구부린다). 반대쪽도 동일하게 진행한다.

유연성 부족	**적당한 유연성**	**유연성 과다**

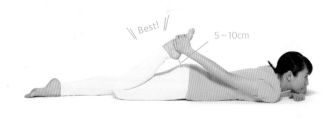
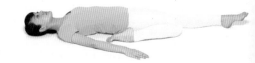

5~10cm

한 손으로 다리를 잡을 수 없다.	**한 손으로 다리를 당겼을 때 발뒤꿈치에서 엉덩이까지의 거리가 5~10cm 정도이며 허리에 통증이 느껴지지 않는다.**	똑바로 누워 한쪽 무릎을 구부려도 무릎이 위로 들리지 않는다.

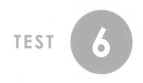

햄스트링**(허벅지 뒤쪽)**

바닥에 등을 대고 누워 한쪽 무릎을 세운다. 반대쪽 무릎은 양손으로 잡고 앞으로 끌어당긴다.
반대쪽도 동일하게 진행한다.

유연성 부족	적당한 유연성	유연성 과다
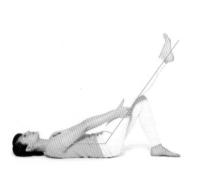	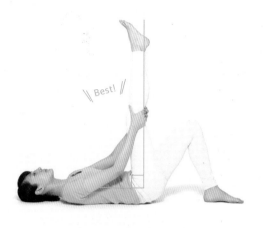	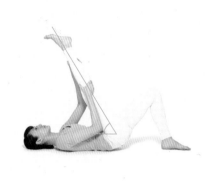
고관절 각도가 90도 이상이다.	**고관절 각도가 90도가 될 때까지** **다리를 당길 수 있다.**	고관절 각도가 90도 미만이 될 때까지 여유롭게 다리를 당길 수 있다.

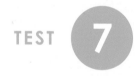

고관절 외회전 근육**(엉덩이 안쪽)**

바닥에 엎드려 누워 한쪽 무릎을 뒤로 구부린다. 한 손으로 발뒤꿈치를 잡고 바깥쪽으로 돌려 내린
다. 반대쪽도 동일하게 진행한다.

유연성 부족	적당한 유연성	유연성 과다
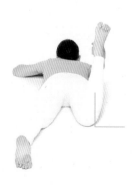	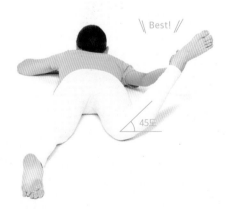	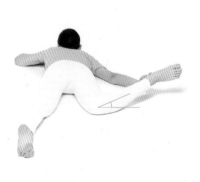
다리를 바깥쪽으로 내릴 수 없다.	**다리를 바깥쪽으로 내릴 때 반대쪽 골반이** **들리지 않는 상태로 45도 정도 벌릴 수 있다.**	다리를 바깥쪽으로 내릴 때 45도 이하가 될 때까지 내려간다.

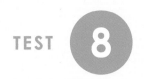

장요근(가랑이 부근)

한쪽 무릎을 세우고 양손을 허벅지에 얹은 뒤 엉덩이를 앞으로 밀어 다리 뒤쪽 고관절을 늘인다.
반대쪽도 동일하게 진행한다.

TEST 8

유연성 부족

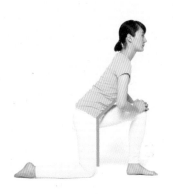

고관절이 똑바로 펴지지 않는다.

적당한 유연성

\\ Best! //

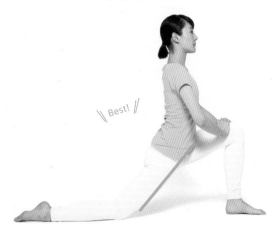

무리하지 않아도 고관절이 똑바로 펴진다.

가자미근(종아리)

양발 사이에 주먹이 들어갈 정도로 다리를 벌리고 앉는다.

* 유연성이 전혀 없는 사람은 무릎을 다칠 가능성이 높으니 하지 않는다.

TEST 9

유연성 부족

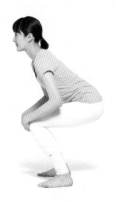

발뒤꿈치를 바닥에 댄 상태로
웅크리고 앉지 못한다.

적당한 유연성

\\ Best! //

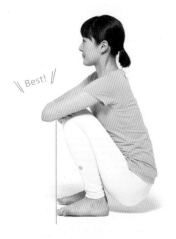

**양손으로 양 무릎을 안고 발뒤꿈치를
바닥에 댄 상태로 웅크리고 앉을 수 있다.**

유연성 과다

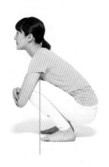

양손으로 양 무릎을 안고 발뒤꿈치를
바닥에 댄 상태로 웅크리고 앉았을 때
무릎이 발끝보다 앞으로 나온다.

피지컬 트레이너로서 스트레칭을 지도할 때 신경 쓰는 부분이 있다면?

스트레칭을 지도할 때는 운동선수든 운동을 하지 않는 사람이든 간에 가장 먼저 운동하려는 목적부터 파악한다. 사람에 따라 목표와 목적이 다르고, 그에 따른 운동법 역시 각양각색이기 때문이다.

그리고 모든 사람에게 현재 당신의 몸 상태를 제대로 설명해주려고 노력한다. '이 근육이 딱딱하게 굳어 있네요', '관리가 필요한 근육은 바로 여깁니다', '좌우 근육의 차이가 있네요' 등 본인이 인식하지 못했던 부분을 조언해주는 것은 굉장히 중요하다. 트레이너가 스트레칭을 시켜주는 것에서 끝나면 정작 운동을 하는 본인이 자신의 몸 상태를 제대로 알 기회를 놓치고, 집에 돌아가서 스스로 운동을 계속할 수 없게 되기 때문이다.

그러므로 격려의 말뿐 아니라 어디가 굳어 있고 어떻게 하면 부드러워지는지 본인이 잘 이해할 수 있도록 설명하면서 스트레칭을 지도하려 노력한다.

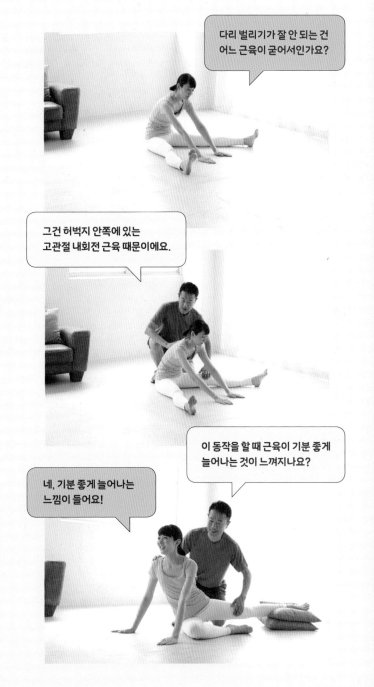

다리 벌리기가 잘 안 되는 건 어느 근육이 굳어서인가요?

그건 허벅지 안쪽에 있는 고관절 내회전 근육 때문이에요.

이 동작을 할 때 근육이 기분 좋게 늘어나는 것이 느껴지나요?

네, 기분 좋게 늘어나는 느낌이 들어요!

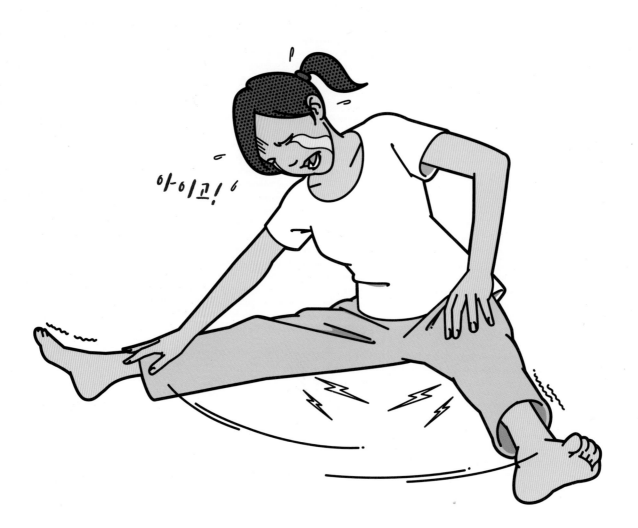

2

골반의 유연성을 높여보자!

허벅지 강화 스트레칭

90도를
목표로!

다리 찢기가 안 돼서 속상했다면 이젠 안심해도 좋다. 바로 지금, 몸이 심하게 뻣뻣해도 매일 따라 하기만 하면 반드시 유연해지는 스트레칭을 소개할 테니 말이다. '다리가 180도로 벌어지지 않으면 유연성이 떨어지는 것 아닌가요?'라며 오해하는 사람이 많은데, 우리의 목표는 단순히 다리 찢기가 아닌 '고관절에 무리가 가지 않는 다리 벌리기'다. 자신에게 꼭 맞는 동작을 발견하면 스트레칭이 고통이 아니라 기분 좋은 동작으로 여겨진다. 그러니 포기하지 말고 도전해보자!

다리를 찢기 전에 알아두자!

도대체 어디가 굳은 걸까?

허벅지 안쪽 근육이 뻣뻣하게 굳어 있으면 다리를
좌우로 벌리기 힘들다. 허벅지 안쪽에는 몇 가지
근육이 모여 있는데 이를 뭉뚱그려 '고관절 내회전
근육'이라 부른다.

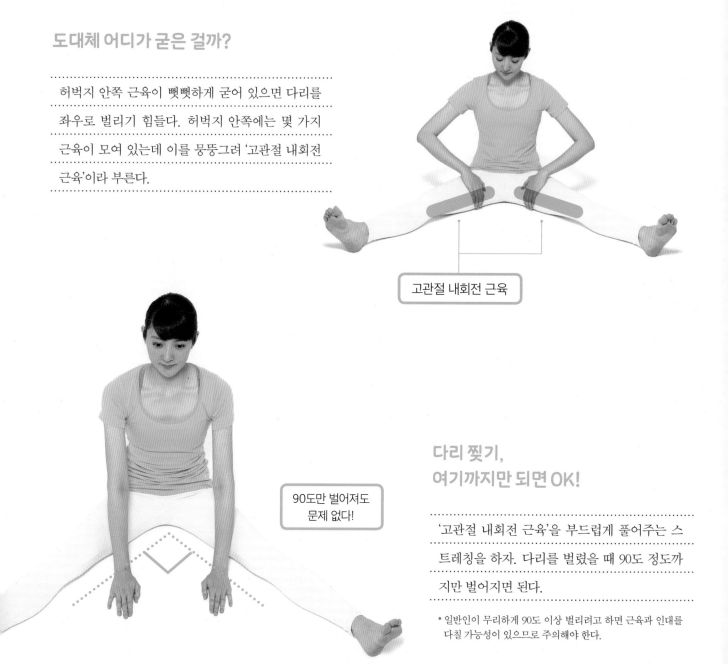

고관절 내회전 근육

90도만 벌어져도
문제 없다!

다리 찢기,
여기까지만 되면 OK!

'고관절 내회전 근육'을 부드럽게 풀어주는 스
트레칭을 하자. 다리를 벌렸을 때 90도 정도까
지만 벌어지면 된다.

＊일반인이 무리하게 90도 이상 벌리려고 하면 근육과 인대를
다칠 가능성이 있으므로 주의해야 한다.

허벅지 유연성 **트레이닝 순서**

①

유연성 테스트

다리 찢기에 필요한 근육이 얼마나
굳어 있는지 확인해보자.

고관절 내회전 근육
▶ p.25

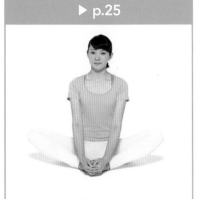

---

②

내 몸에 딱 맞는 동작 결정

한 번씩 따라 해보고, 근육이 잘 늘어난다고
느껴지는 동작을 한 가지 고른다.

고관절 내회전 근육 스트레칭
▶ p.34~38

이중
한 가지
선택

---

③

트레이닝 집중 공략

선택한 스트레칭 동작을 매일 지속하자!

허벅지 안쪽 근육

CHOICE
1~5번 중 한 가지 선택!

고관절 내회전 근육 **스트레칭**

고관절 내회전 근육 ▶

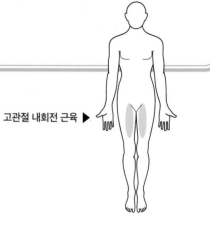

무릎의 무게로 근육을 늘이자!

1 무릎 좌우 벌리기

CHECK

【 20~30초 × 2~3회 】

② 무릎 벌려 늘이기

양손을 무릎 안쪽에 얹고 양 무릎을 바깥쪽으로 밀어 늘인다.

① 준비하기

바닥에 등을 대고 누운 뒤 양 무릎을 세우고 양발은 쿠션 위에 올려놓는다.

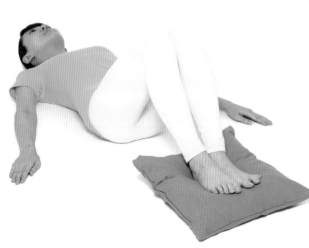

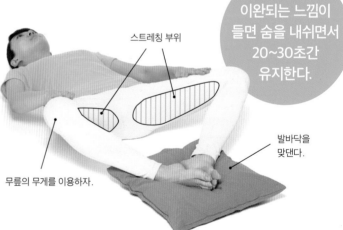

스트레칭 부위

이완되는 느낌이 들면 숨을 내쉬면서 20~30초간 유지한다.

발바닥을 맞댄다.

무릎의 무게를 이용하자.

허리가 아픈 사람은

쿠션을 두 개 포개서 다리 위치를 조금 높인 뒤 실시한다.

뻣뻣한 사람은 깊숙이 숙이지 않아도 된다!

2 상체 앞으로 숙이기

CHECK

【 20~30초 × 2~3회 】

① 준비하기

바닥에 앉아 발바닥을 맞대고 양 무릎을 바깥쪽으로 내린다. 양손 으로 발을 잡고 등을 똑바로 편다.

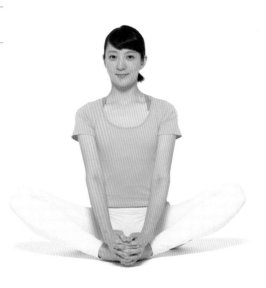

② 상체 숙여 늘이기

자세를 유지하며 상체를 앞으로 숙인다.

이완되는 느낌이 들면 숨을 내쉬면서 20~30초간 유지한다.

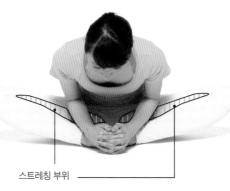

스트레칭 부위

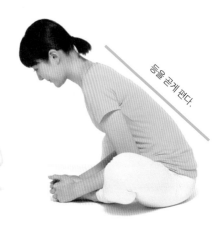

등을 곧게 편다.

옆에서 봤을 때

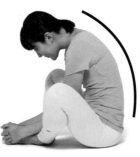

NG

등이 굽으면 안 된다.

3 의자에 앉아 한 발 비틀기

CHECK

【 좌우 각 20~30초 × 2~3회 】

이완되는 느낌이 들면 숨을 내쉬면서 20~30초간 유지한다.

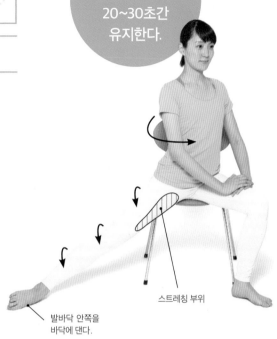

스트레칭 부위

발바닥 안쪽을 바닥에 댄다.

① 준비하기

의자에 앉아 한 발을 옆으로 쭉 뻗고 발끝을 위로 향하게 한다. 양손은 반대쪽 허벅지 위에 포개어 둔다.

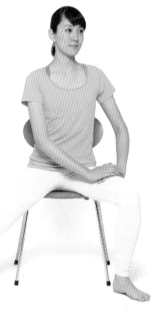

② 비틀어 늘이기

발끝을 바닥으로 내리고 다리를 안쪽으로 비틀면서 이완시킨 다리와 반대 방향으로 상체를 비튼다. 반대쪽도 동일하게 진행한다.

허리가 아픈 사람은

뻗은 다리의 무릎 안쪽에 통증이 느껴지면 무릎을 살짝 구부린 채 동작한다.

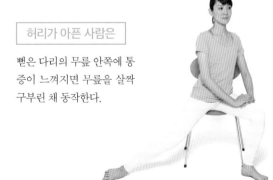

N G

무릎 인대에 부담이 가므로 무릎을 누르지 않는다.

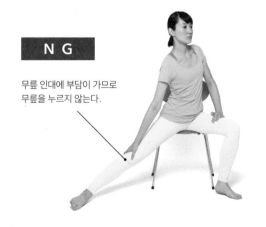

4 수건 걸어 다리 내리기

CHECK

【 좌우 각 20~30초 × 2~3회 】

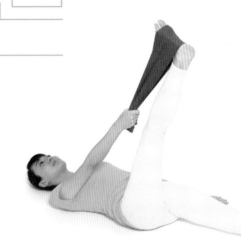

1 준비하기

바닥에 등을 대고 누운 뒤 한 발에 수건을 걸어 한 손으로 잡고, 발끝을 머리 쪽으로 당긴다.

이완되는 느낌이 들면 숨을 내쉬면서 20~30초간 유지한다.

2 다리 내려 늘이기

다리를 바깥쪽으로 천천히 내리고 동시에 수건을 당긴다. 반대쪽도 동일하게 진행한다.

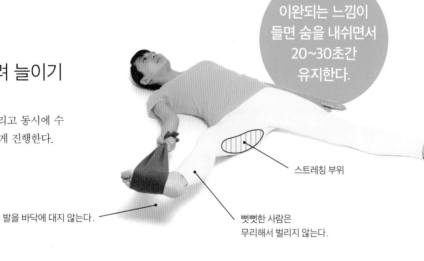

스트레칭 부위

발을 바닥에 대지 않는다.

뻣뻣한 사람은 무리해서 벌리지 않는다.

무릎이 아픈 사람은

뻗은 다리의 무릎 안쪽에서 통증이 느껴지면 무릎을 살짝 구부린 채 동작한다.

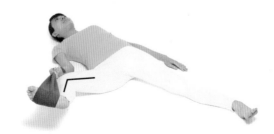

37

다리를 과하게 비틀지 않도록 주의하자!

5 바닥에 앉아 다리 비틀기

CHECK

【 좌우 각 20~30초 × 2~3회 】

1 준비하기

바닥에 앉아 한 발을 옆으로 뻗은 뒤 쿠션을 두 개 겹쳐 종아리 아래에 둔다.

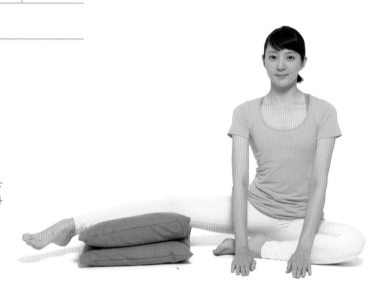

2 비틀어 늘이기

다리를 안쪽으로 비틀면서 상체를 조금 앞으로 숙이고, 뻗은 다리와 반대 방향으로 상체를 비튼다. 반대쪽도 동일하게 진행한다.

이완되는 느낌이 들면 숨을 내쉬면서 20~30초간 유지한다.

무릎을 살짝 구부려도 OK!

양손은 앞에 놓고 몸을 받친다.

스트레칭 부위

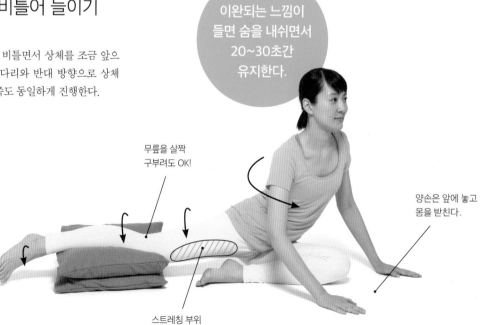

스트레칭을 파헤친다 ① Q & A

Q 어떤 옷을
입어야 하나요?

A 특별히 정해진 옷은 없습니다. 땀을 많이 흘리는 운동이 아니므로 관절을 움직이기 편안한 옷이면 됩니다.

Q 어디서 하는 것이
좋은가요?

A 집이나 헬스장, 공원 등 편한 장소에서 하면 됩니다. 목욕할 때 욕조 안에서 하면 근육 표면을 감싸는 근막이 이완되기 때문에 근육이 더 쉽게 늘어납니다. 또 수영장은 부력이 있어 바닥에서 하기 힘든 자세도 쉽게 할 수 있습니다.

Q 아침과 밤,
언제 하는 편이 좋은가요?

A 아침은 교감 신경이, 밤은 부교감 신경이 우위를 차지하기 때문에 근육의 긴장 면에서 보면 밤에 하는 편이 근육이 더 잘 늘어납니다. 그렇다고 해서 아침에 스트레칭을 하지 말라는 뜻은 아닙니다. 다만 아침에는 워킹이나 조깅 등을 통해 몸을 따뜻하게 데운 상태에서 하는 것이 더 좋습니다.

Q 몸이 너무 뻣뻣해서 선택한 자세가
잘 안 될 경우에는 어떻게 하나요?

A 되는 데까지만 해도 괜찮습니다. 혹은 지금 몸 상태와 맞지 않는 스트레칭을 하고 있을 가능성도 있습니다. 20~30초간 자세를 제대로 유지하지 못하겠다면 다른 자세로 바꿔 보세요.

Q 전문가에게
도움을 받아도 될까요?

A 좋습니다. 몸이 뻣뻣한 사람 중에는 대체 어디가 굳어 있는지 모르는 분들이 많습니다. 스스로 스트레칭할 수 없을 정도로 몸이 굳은 사람도 있고요. 그래서 처음에는 전문가에게 어디가 굳어 있는지 알려 달라고 하거나 스스로 스트레칭을 할 수 있게 될 때까지 지도를 받는 것이 좋습니다.

Q 아플 때까지 스트레칭을 하면
더 빨리 유연해지나요?

A 통증을 느낄 때까지 하면 역효과가 납니다. 근육 속 '근방추'라는 센서가 반응해 '근육이 끊어질 것 같다'고 뇌에 전달하면 근육이 수축하도록 명령을 내립니다. 그러니 기분 좋게 늘어나는 느낌이 들 때까지만 하면 됩니다.

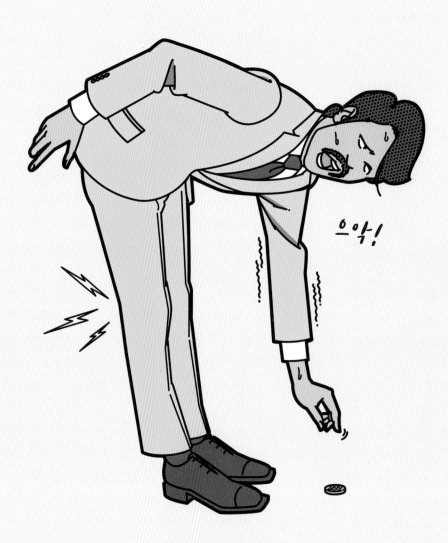

3

불가능은
없다!

몸이 굳으면 반드시 요통이 찾아온다!

허리×엉덩이
강화 스트레칭

'준비 운동을 하는데 못한다고 허리를 꾹꾹 누르더라. 난 앞으로 숙이기를 못하겠어.'
이렇게 생각하는 사람이 많다. 사실 몸이 앞으로 잘 굽혀지지 않는 게 굳은 허리 때문
만은 아니다. 엉덩이와 허벅지 뒤쪽 근육의 유연성이 문제인 경우가 대부분이다. 이
근육들을 단련하는 것을 목표로 꾸준히 스트레칭하면 유연하게 몸을 앞으로 숙일 수
있고, 불가능하다는 선입견에서도 벗어날 수 있다. CHAPTER 3의 스트레칭은 요통
예방에도 도움이 되므로 꼭 따라 해보자!

몸을 앞으로 숙이기 전에 알아두자!

도대체 어디가 굳은 걸까?

엉덩이 대부분을 차지하는 '대둔근'과 허벅지 뒤쪽의 '햄스트링'이 굳어 상체가 앞으로 구부려지는 것을 방해하고 있을 가능성이 있다.

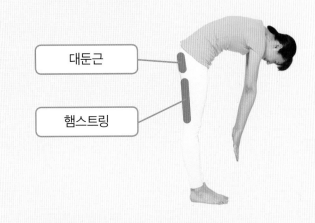

대둔근

햄스트링

앞으로 숙이기를 못하면 요통이 잘 생길까?

몸을 앞으로 잘 숙이지 못하면 요통이 생기기 쉽다. '대둔근'과 '햄스트링'뿐 아니라 고관절을 구부릴 때 작용하는 '장요근', 다리를 고관절에서 바깥쪽으로 비틀 때 기능하는 '고관절 외회전 근육(이상근 등)'이 굳어 있으면 골반 움직임에 이상이 생겨 요통을 유발한다. 즉, 요통을 예방하려면 이 근육들도 함께 스트레칭해야 한다.

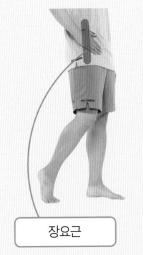

장요근

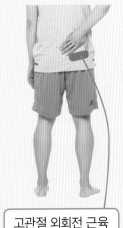

고관절 외회전 근육

앞으로 숙이기, 여기까지만 되면 OK!

굳어 있는 '대둔근'과 '햄스트링'을 풀어주는 스트레칭을 하자. 서서 몸을 앞으로 구부릴 때는 손끝이 바닥에 가볍게 닿으면 된다. 앉아서 몸을 숙이는 경우엔 손끝이 발끝보다 조금 더 나올 정도로만 상체를 숙인다.

서서 숙이기

앉아서 숙이기

손끝이 발보다 조금만 나와도 OK!

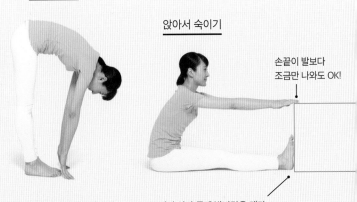

손끝이 바닥에 가볍게 닿으면 OK!

소파나 상자 등에 발바닥을 댄다.

허리×엉덩이 유연성 **트레이닝 순서**

STEP ① 유연성 테스트

앞으로 숙이기와 요통 예방에 필요한 근육이 얼마나 굳어 있는지 확인해보자.

대둔근 ▶ p.26	햄스트링 ▶ p.27	요통 예방 장요근 ▶ p.28	요통 예방 고관절 외회전 근육 ▶ p.27

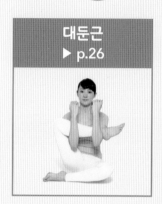 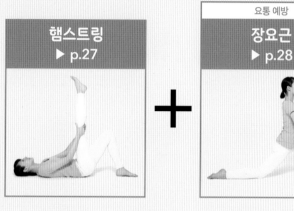 **+**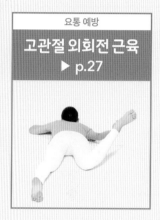

STEP ② 내 몸에 딱 맞는 동작 결정

한 번씩 따라 해보고, 근육이 잘 늘어난다고 느껴지는 동작을 한 가지 고른다.

* 유연성을 체크해 '적당한 유연성'인 경우 현상 유지를 할 수 있는 정도로만 지속하고, '유연성 과다'인 경우는 이미 유연성이 충분하므로 운동에서 제외한다.

대둔근 스트레칭 ▶ p.44~47	햄스트링 스트레칭 ▶ p.48~51	옵션 요통 예방 장요근 스트레칭 ▶ p.52~55	옵션 요통 예방 고관절 외회전 근육 스트레칭 ▶ p.56~58

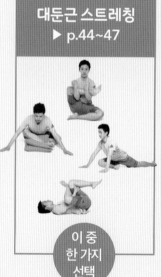 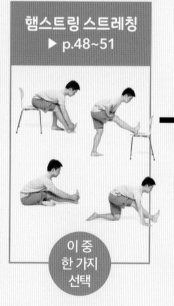 **+**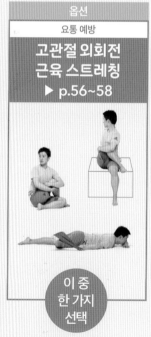

이 중 한 가지 선택　　이 중 한 가지 선택　　이 중 한 가지 선택　　이 중 한 가지 선택

STEP ③ 트레이닝 집중 공략

선택한 스트레칭 동작을 매일 지속하자!

대둔근 스트레칭

CHOICE
1~4번 중 한 가지 선택!

대둔근 ▶

몸을 앞으로 숙여 이완되는 감각을 느끼자!

1 양반다리로 상체 숙이기

CHECK

【 좌우 각 20~30초 × 2~3회 】

 1 준비하기

양반다리를 하고 앉아 쿠션 두 개를 포개
앞발 밑에 둔다.

 2 상체 숙여 늘이기

양팔을 벌려 앞쪽 바닥에 대고
상체를 앞으로 숙인다. 반대쪽
도 동일하게 진행한다.

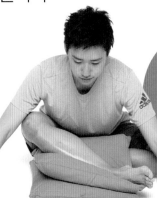

이완되는 느낌이
들면 숨을 내쉬면서
20~30초간
유지한다.

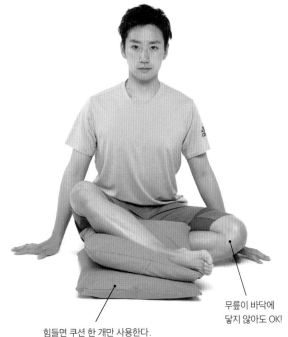

힘들면 쿠션 한 개만 사용한다.

무릎이 바닥에
닿지 않아도 OK!

옆에서 봤을 때

N G

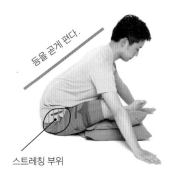

등을 곧게 편다.

스트레칭 부위

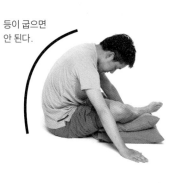

등이 굽으면
안 된다.

2 종아리 들어 당기기

CHECK

【 좌우 각 20~30초 × 2~3회 】

① 준비하기

양반다리를 하고 앉아 한쪽 종아리를
양손으로 들어 올린다.

② 끌어당겨 늘이기

종아리를 가슴 쪽으로 끌어당긴다. 반대쪽도
동일하게 진행한다.

이완되는 느낌이
들면 숨을 내쉬면서
20~30초간
유지한다.

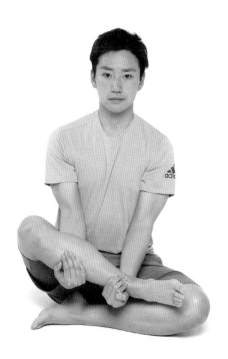

옆에서 봤을 때

상체는 굽히지 않는다.

다리를 높이 들어 올리는 것보
다 엉덩이가 이완되는 감각을
느끼는 것이 더 중요하다.

스트레칭 부위

45

3 허벅지 잡아 당기기

CHECK

【 좌우 각 20~30초 × 2~3회 】

① 준비하기

바닥에 등을 대고 누워 한쪽 무릎을 세운다. 세운 다리 허벅지 위에 반대쪽 발목을 올린다.

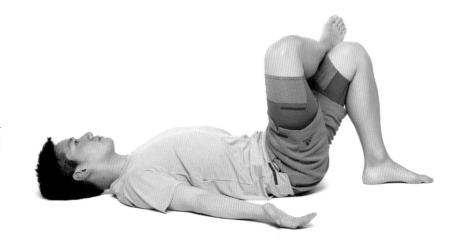

이완되는 느낌이 들면 숨을 내쉬면서 20~30초간 유지한다.

② 당겨서 늘이기

세운 다리 허벅지 뒤쪽을 양손으로 잡고 가슴 쪽으로 끌어당긴다. 반대쪽도 동일하게 진행한다.

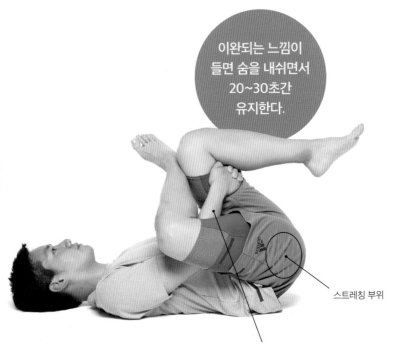

스트레칭 부위

무릎 안쪽으로 손을 넣어 잡는다.

4 다리 뒤로 뻗어 늘이기

CHECK

【 좌우 각 20~30초 × 2~3회 】

반대쪽에서 보면

① 준비하기

무릎 꿇고 엎드린 자세에서 한쪽 다리를 앞으로 조금 내민 뒤 접어 종아리 옆면이 바닥에 닿게 한다.

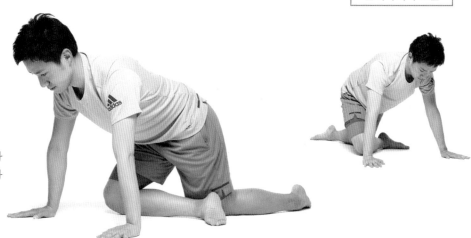

② 다리 뒤쪽 늘이기

상체를 세워 다리 뒤쪽을 쭉 늘인다. 반대쪽도 동일하게 진행한다.

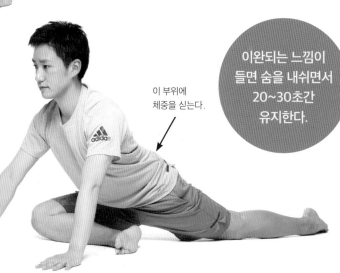

이 부위에 체중을 싣는다.

이완되는 느낌이 들면 숨을 내쉬면서 20~30초간 유지한다.

반대쪽에서 보면

스트레칭 부위

N G

무릎 앞면이 바닥에 닿게 구부리면 안 된다.

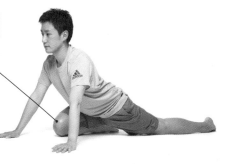

47

CHOICE
1~4번 중 한 가지 선택!

햄스트링 스트레칭

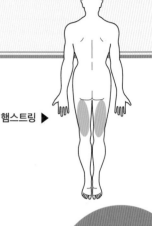

햄스트링 ▶

무릎을 살짝 구부리는 것이 포인트!

1 의자에 앉아 절하기

CHECK

【 좌우 각 20~30초 × 2~3회 】

① 준비하기

의자에 앉아 한쪽 다리의 발끝을 들고 앞으로 조금 내민다.

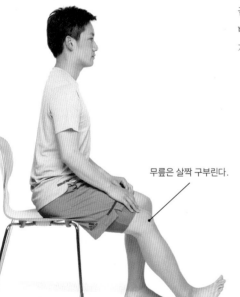

무릎은 살짝 구부린다.

② 상체 숙여 늘이기

양손으로 발끝을 잡고 상체를 앞으로 숙여 햄스트링 가운데를 늘인다. 이 자세로 발끝 방향만 바깥쪽, 안쪽으로 바꿔준다. 반대쪽도 동일하게 진행한다.

이완되는 느낌이 들면 숨을 내쉬면서 20~30초간 유지한다.

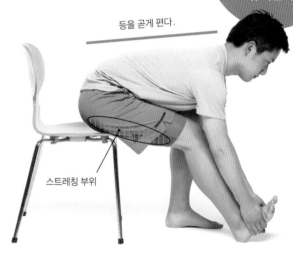

등을 곧게 편다.

스트레칭 부위

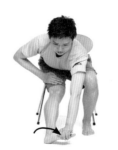

발끝을 바깥쪽으로
햄스트링 안쪽을 늘인다.

발끝을 안쪽으로
햄스트링 바깥쪽을 늘인다.

N G

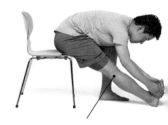

무릎을 완전히 펴지 않는다.

2 바닥에 앉아 절하기

【 좌우 각 20~30초 × 2~3회 】

이완되는 느낌이
들면 숨을 내쉬면서
20~30초간
유지한다.

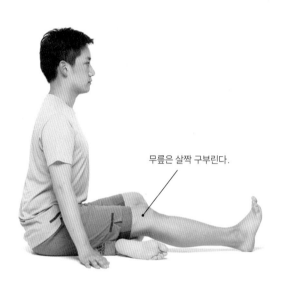

무릎은 살짝 구부린다.

등을 곧게 편다.

스트레칭 부위

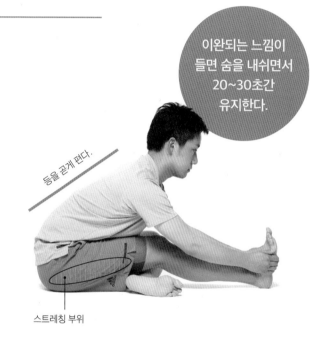

① 준비하기

바닥에 앉아 한쪽 무릎을 구부려 반대쪽 무릎
아래로 넣는다. 뻗은 다리의 발끝은 세운다.

② 상체 숙여 늘이기

양손으로 발끝을 잡고 상체를 앞으로 숙여 햄스트링 가
운데를 늘인다. 이 자세로 발끝 방향을 바깥쪽, 안쪽으로
바꿔준다. 반대쪽도 동일하게 진행한다.

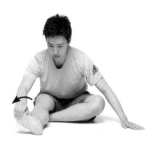

발끝을 바깥쪽으로

햄스트링 안쪽을 늘인다.

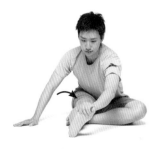

발끝을 안쪽으로

햄스트링 바깥쪽을 늘인다.

49

3 발뒤꿈치 들고 인사하기

CHECK

【 좌우 각 20~30초 × 2~3회 】

② 상체 숙여 늘이기

양손을 허벅지에 대고, 엉덩이를 쭉 내밀며 상체를 앞으로 숙여 햄스트링 가운데를 늘인다. 한 손으로 의자 등받이를 잡고 발끝 방향을 바깥쪽, 안쪽으로 바꿔준다. 반대쪽도 동일하게 진행한다.

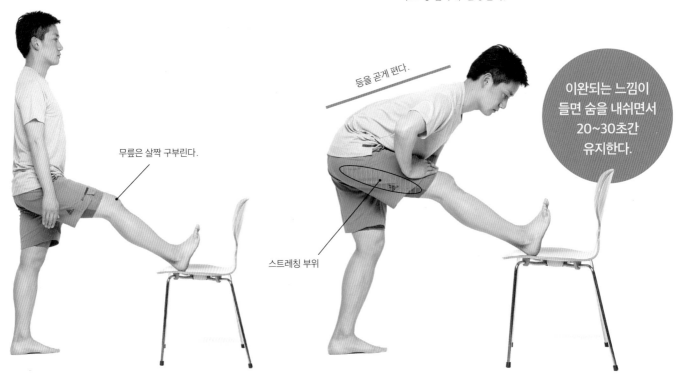

무릎은 살짝 구부린다.

등을 곧게 편다.

이완되는 느낌이 들면 숨을 내쉬면서 20~30초간 유지한다.

스트레칭 부위

① 준비하기

의자에 한쪽 발뒤꿈치를 올리고 발끝을 세운다.

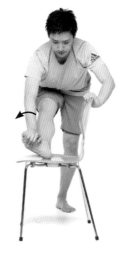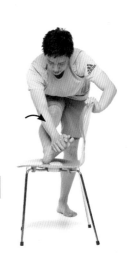

발끝을 바깥쪽으로

햄스트링 안쪽을 늘인다.

발끝을 안쪽으로

햄스트링 바깥쪽을 늘인다.

4 발뒤꿈치 들고 절하기

CHECK

【 좌우 각 20~30초 × 2~3회 】

① 준비하기

무릎으로 서서 한쪽 다리를 앞으로 뻗고 발끝을 세운다.

② 상체 숙여 늘이기

양손바닥을 앞쪽 발뒤꿈치 근처에 놓고, 엉덩이를 뒤로 밀면서 상체를 숙여 햄스트링 가운데를 늘인다. 이 자세로 발끝 방향을 바깥쪽, 안쪽으로 바꿔준다. 반대쪽도 동일하게 진행한다.

이완되는 느낌이 들면 숨을 내쉬면서 20~30초간 유지한다.

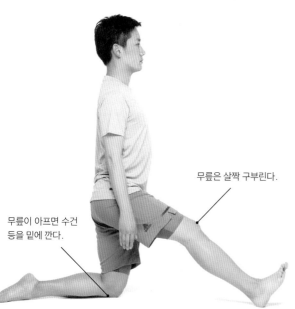

무릎이 아프면 수건 등을 밑에 깐다.

무릎은 살짝 구부린다.

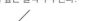
등을 곧게 편다.

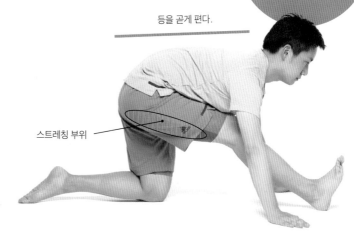
스트레칭 부위

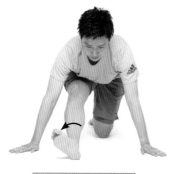

발끝을 바깥쪽으로

햄스트링 안쪽을 늘인다.

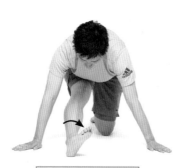

발끝을 안쪽으로

햄스트링 바깥쪽을 늘인다.

몸이 흔들릴 때는

한 손으로 벽을 짚고 나머지 손은 뻗은 다리 허벅지 위에 대서 중심을 잡는다.

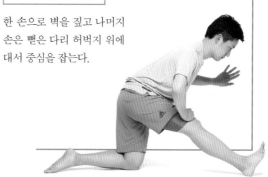

옵션
요통 예방

CHOICE
1~4번 중 한 가지 선택!

장요근 스트레칭

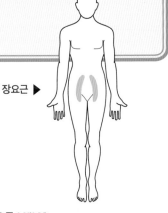

장요근 ▶

손으로 벽을 짚어 중심을 잡자!

1 벽 짚고 엉덩이 밀기

CHECK

【 좌우 각 20~30초 × 2~3회 】

요통 MEMO.

장요근은 상반신과 하반신을 이어주는 중요한 근육이다. 이 근육이 굳어 있으면 골반의 움직임이 불편해지고, 등이 굽게 돼 요통이 생긴다. 장요근 유연성 테스트(p.28) 후 유연성이 부족한 사람은 이 동작을 추가하자.

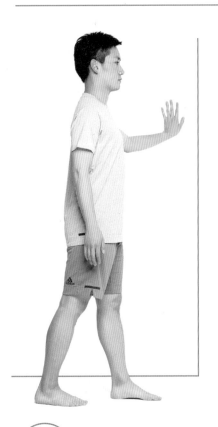

이완되는 느낌이 들면 숨을 내쉬면서 20~30초간 유지한다.

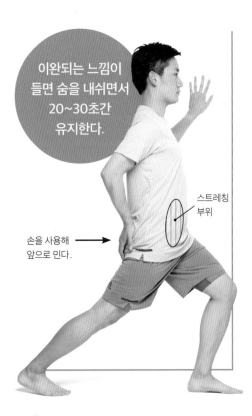

스트레칭 부위

손을 사용해 앞으로 민다.

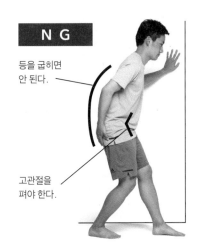

N G

등을 굽히면 안 된다.

고관절을 펴야 한다.

① 준비하기

한 손으로 벽을 짚고 다리를 앞뒤로 벌린다.

② 앞발에 체중 실어 늘이기

뒷발을 뒤로 깊숙이 밀어 내리고, 엉덩이에 손을 얹는다. 앞쪽 무릎을 구부려 체중을 앞으로 보내 고관절 가랑이 근육을 늘여준다. 반대쪽도 동일하게 진행한다.

2 무릎으로 서서 엉덩이 밀기

CHECK

【 좌우 각 20~30초 × 2~3회 】

① 준비하기

한쪽 무릎을 세우고 앉는다.

② 상체 밀어 늘이기

뒤쪽 엉덩이에 한 손을 댄 뒤 앞으로 밀고 체중을 실으면서 고관절을 늘인다. 반대쪽도 동일하게 진행한다.

이완되는 느낌이 들면 숨을 내쉬면서 20~30초간 유지한다.

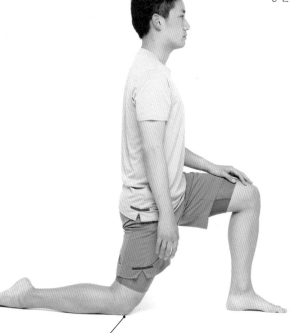

무릎이 아프면 수건 등을 밑에 깐다.

스트레칭 부위

손을 사용해 앞으로 민다.

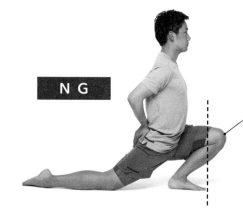

NG

무릎을 과하게 내밀면 다칠 위험이 있다.

3 엉덩이 비틀어 밀기

CHECK

【 좌우 각 20~30초 × 2~3회 】

① 준비하기

바닥에 앉아 한 발은 앞으로 뻗고,
반대쪽 무릎은 뒤로 접는다.

② 상체 비틀어 늘이기

뒤쪽 엉덩이 옆에 한 손을 댄 뒤 구부린 다리와
반대 방향으로 상체를 비틀어 고관절 가랑이 부
근을 늘인다. 반대쪽도 동일하게 진행한다.

이완되는 느낌이
들면 숨을 내쉬면서
20~30초간
유지한다.

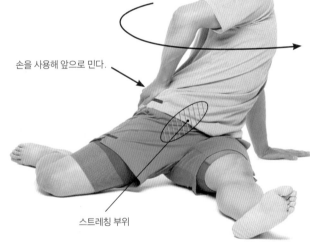

손을 사용해 앞으로 민다.

스트레칭 부위

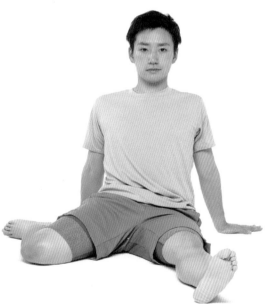

N G

무릎이 너무 안쪽으로
들어오지 않게 한다.

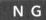

4 팔 들어 비틀기

CHECK ✓

【 좌우 각 20~30초 × 2~3회 】

1 준비하기

한쪽 무릎을 세우고 앉은 뒤 쿠션으로 발
등을 받친다. 세운 다리 허벅지 위에 한
손을 댄다.

2 팔 뻗어 늘이기

체중을 앞에 싣고 한 팔을 머리 위로 뻗는다.
상체를 비틀면서 옆으로 기울여 고관절 가랑이
부근을 늘인다. 반대쪽도 동일하게 진행한다.

이완되는 느낌이
들면 숨을 내쉬면서
20~30초간
유지한다.

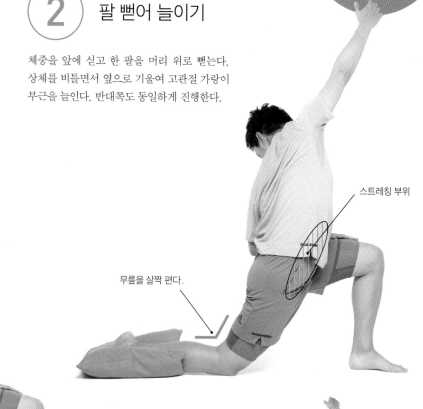

스트레칭 부위

무릎을 살짝 편다.

쿠션으로
발목을 높여준다.

무릎이 아프면
수건 등을 밑에 깐다.

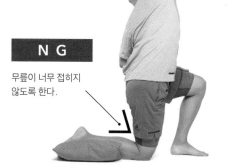

NG

무릎이 너무 접히지
않도록 한다.

TARGET 엉덩이 속 근육

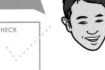
옵션
요통 예방

CHOICE
1~3번 중 한 가지 선택!

고관절 외회전 근육 스트레칭

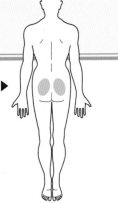

고관절 외회전 근육 ▶

엉덩이로 의자 바닥을 밀어내자!

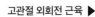

1 의자에서 상체 비틀기

CHECK

【 좌우 각 20~30초 × 2~3회 】

요통 MEMO.

고관절의 움직임에서 빼놓을 수 없는 고관절 외회전 근육 중 대표적인 것이 '이상근'이다. 이상근이 굳어 있으면 바로 옆을 지나는 좌골 신경이 압박을 받아 요통의 일종인 좌골 신경통이 생기기 쉽다. 고관절 외회전 근육 유연성 테스트(p.27) 후 유연성이 부족한 사람은 이 동작을 추가하자.

① 준비하기

의자에 앉은 뒤 다리를 꼬아 한쪽 발바닥을 의자 바닥에 댄다.

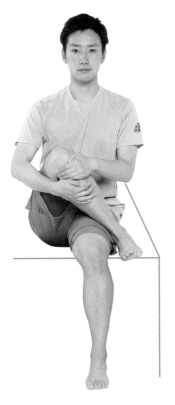

② 무릎 당겨 늘이기

한 팔로 무릎을 안고 가슴 쪽으로 끌어당긴다. 다른 손으로 의자 뒤쪽을 짚고 상체를 비튼다. 반대쪽도 동일하게 진행한다.

이완되는 느낌이 들면 숨을 내쉬면서 20~30초간 유지한다.

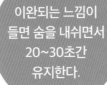

엉덩이로 의자 바닥을 민다.

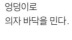

옆에서 보면

스트레칭 부위

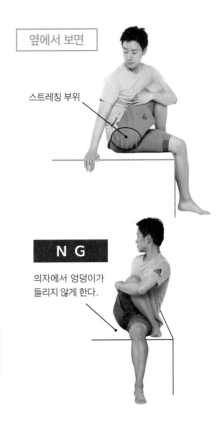

N G

의자에서 엉덩이가 들리지 않게 한다.

56

2 바닥에서 상체 비틀기

CHECK

【 좌우 각 20~30초 × 2~3회 】

1 준비하기

양반다리로 앉아 한쪽 무릎을 세워
반대편 무릎 바깥쪽에 댄다.

2 무릎 당겨 늘이기

양팔로 무릎을 감싸 안고 가슴 쪽으로
끌어당기면서 상체를 비튼다. 반대쪽
도 동일하게 진행한다.

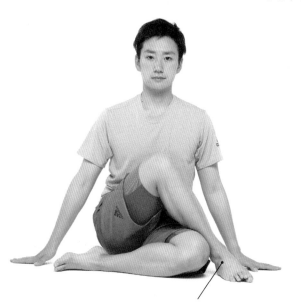

발을 무릎 바깥쪽에 놓는다.

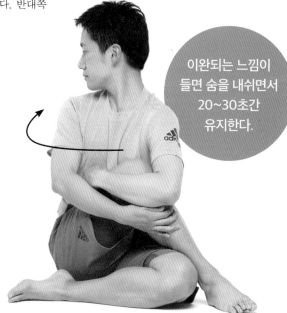

이완되는 느낌이
들면 숨을 내쉬면서
20~30초간
유지한다.

옆에서 보면

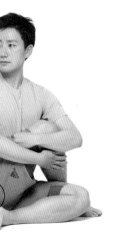

스트레칭 부위

엉덩이로 바닥을 민다.

N G

무릎을 가슴 쪽으로 당기지
않고 상체만 비틀면 안 된다.

3 수건 잡고 다리 내리기

CHECK

【 좌우 각 20~30초 × 2~3회 】

1 준비하기

바닥에 엎드려 누워 한쪽 무릎을 접고 수건을 걸어 한 손으로 잡는다.

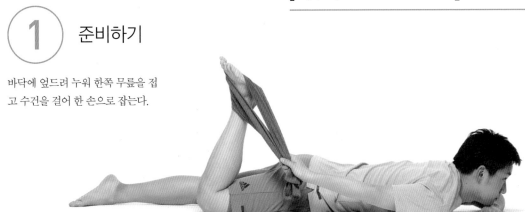

2 다리 내려 늘이기

수건을 바깥쪽으로 당겨 다리를 옆으로 내린다. 반대쪽도 동일하게 진행한다.

스트레칭 부위

이완되는 느낌이 들면 숨을 내쉬면서 20~30초간 유지한다.

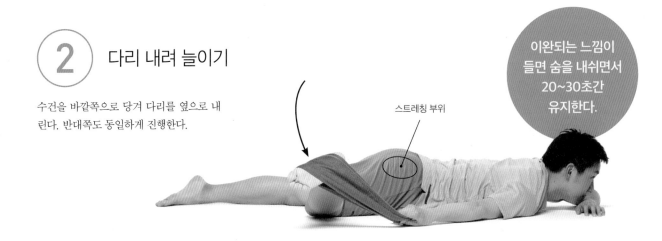

NG

반대쪽 골반이 들리지 않게 한다.

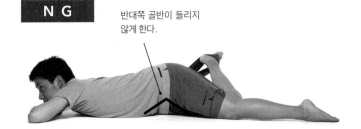

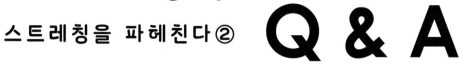

Q 스트레칭을 하면
살이 빠지나요?

A 스트레칭 자체만으로는 칼로리가 많이 소비되지 않습니다. 앉아 있을 때와 큰 차이가 없으므로 살이 빠지지는 않죠. 다만 스트레칭을 하면 몸을 수월하게 움직일 수 있게 되고, 그렇게 되면 활동량이 자연스럽게 늘어나 살이 빠지기 쉬운 환경이 됩니다.

Q 어깨를 돌리면 뚜둑뚜둑 소리가 납니다.
스트레칭을 계속해도 되나요?

A 통증이 없다면 괜찮습니다. 소리가 나는 원인은 관절 내 기포가 터지거나 연골끼리 부딪히기 때문입니다. 관절이 움직일 때 힘줄이 뼈에 닿아 기타 현처럼 튕길 때도 소리가 납니다. 근육이 굳어 뼈와의 사이에 틈새가 적어졌을 가능성이 있으므로, 천천히 늘이는 정적 스트레칭(p.92)으로 유연성을 높이는 방법을 추천합니다. 단, 통증이 있을 경우에는 병원 진료가 반드시 필요합니다.

Q 몸이 부드러워지는
음식이 있나요?

A 식초를 마시면 부드러워진다는 이야기가 있는데 실은 그렇지 않습니다. 식초의 효능 중에 고기를 절일 때 부드럽게 만드는 효과가 있어 이런 오해가 생긴 것 같은데 몸은 유연해지지 않습니다.

Q 요가와 스트레칭의 차이는
무엇인가요?

A 요가와 스트레칭 둘 다 근육을 늘이는 자세를 취하지만 운동하는 목적이 다릅니다. 요가는 원래 정신 수양을 위한 것입니다. 스트레칭은 유연성 유지 및 향상을 목적으로 합니다. 요가는 경우에 따라 과도한 유연성이 없으면 할 수 없는 자세도 있습니다.

Q 근육의 이름은
외우는 것이 좋을까요?

A 모든 근육의 이름을 외울 필요는 없지만 자신의 몸에서 굳어 있는 근육의 이름을 외워 놓으면 편리합니다. 예를 들어 몸의 불편한 곳을 유연하게 할 스트레칭 자세를 알고 싶을 때 인터넷에서 '○○근 스트레칭'이라고 검색하면 다양한 동영상이 뜨므로 이를 보고 새로운 동작을 시도해볼 수 있습니다.

Q 근육통이 있을 때는
스트레칭을 하지 말아야 하나요?

A 근육통이 있을 때 스트레칭을 한다고 해서 근육통이 빨리 낫지는 않습니다. 통증이 심할 때는 냉찜질이 효과적입니다. 아픈 곳을 참으면서 스트레칭하면 역효과가 나므로 1~2일 정도 지나 통증이 가라앉으면 하길 권합니다.

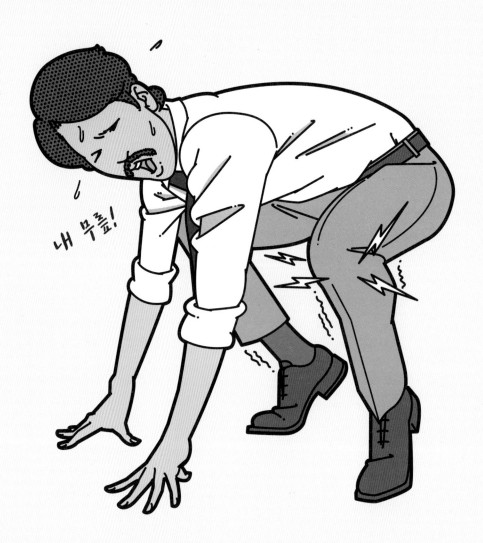

4

방치하면 무릎 통증이 생긴다!
무릎 강화 스트레칭

'운동 부족에서 벗어나겠어!'라고 결심하며 운동을 시작하자마자 무릎이 불편하고 아팠던 경험이 있는가? 무릎 주변 근육이 굳은 사람, 부드러운 사람 모두 무릎을 신경 쓰지 않으면 통증이 생길 수 있다. 건강한 무릎을 유지하기 위해서는 유연성과 근력 두 마리의 토끼를 잡아야 한다! 이번에는 자신에게 꼭 맞는 스트레칭과 근력 운동을 조합한 운동법을 소개한다.

무릎 통증 예방을 위해 알아두자!

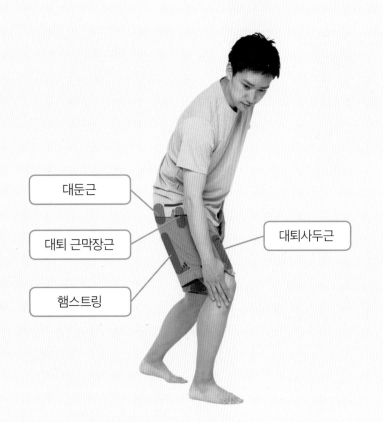

대둔근

대퇴 근막장근

햄스트링

대퇴사두근

대체 원인이 뭘까?

허벅지 앞쪽 '대퇴사두근', 허벅지 뒤쪽 '햄스트링', 엉덩이를 뒤덮고 있는 '대둔근'과 골반 옆 '대퇴 근막장근'이 굳어 있으면 무릎을 구부리고 펴는 움직임이 원활하게 이루어지지 않는다. 게다가 엉덩이와 허벅지 근력까지 저하되어 있으면 무릎 관절을 제대로 받쳐주지 못해 무릎에 통증이 생기기 쉽다.

무릎 통증을 예방하기 위해서는?

'대퇴사두근', '햄스트링', '대둔근', '대퇴 근막장근'이 굳어 있다면 그 근육들을 스트레칭해서 유연성을 높여야 한다. 단, 근육을 부드럽게 풀어주는 것만으로는 부족하다. 무릎 관절이 제대로 안정된 상태에서 움직일 수 있도록 엉덩이와 허벅지 주변 근육의 근력 운동도 병행해보자.

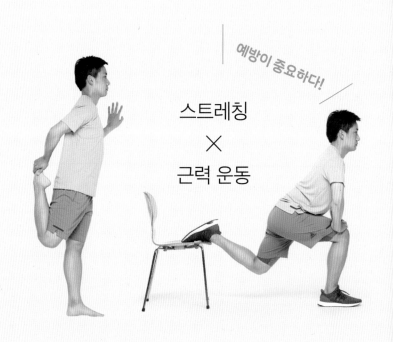

예방이 중요하다!

스트레칭
×
근력 운동

무릎 유연성 × 근력 **트레이닝 순서**

STEP 1

유연성 테스트

다음 두 가지 동작으로 무릎 강화에 필요한 근육이
얼마나 굳어 있는지 확인해보자.

대퇴사두근 ▶ p.26	햄스트링 ▶ p.27

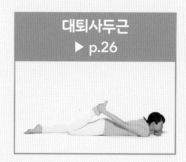
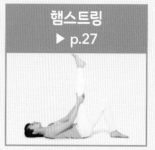

STEP 2

내 몸에 꼭 맞는 동작 결정

다음 스트레칭 동작들을 한 번씩 해보고, 근육이 가장 잘 늘어나는 동작 한 가지를 고른다. 무릎 바깥쪽이 아픈 사람은 대둔근 & 대퇴 근막장근 스트레칭을 추가한다. 근력 운동은 모두 추가한다.

* 유연성을 체크해 '적당한 유연성'인 경우 현상 유지를 할 수 있는 정도로만 지속하고, '유연성 과다'인 경우는 이미 유연성
  이 충분하므로 운동에서 제외한다.

대퇴사두근 스트레칭
▶ p.64~67

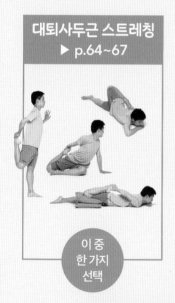

이 중
한 가지
선택

햄스트링 스트레칭
▶ p.68~69

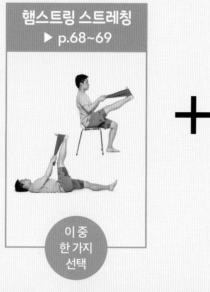

이 중
한 가지
선택

+

옵션
무릎 바깥쪽 통증

**대둔근 & 대퇴 근막장근
스트레칭** ▶ p.70~73

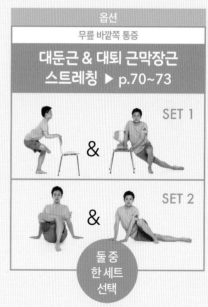

SET 1

SET 2

둘 중
한 세트
선택

+

무릎을 위한 근력 운동 A
▶ p.74~75

무릎을 위한 근력 운동 B
▶ p.76~77

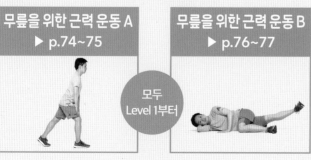

모두
Level 1부터

STEP 3

트레이닝 집중 공략

선택한 스트레칭 동작을 매일 지속하자!

1~4번 중 한 가지 선택!

대퇴사두근 스트레칭

대퇴사두근 ▶

몸이 휘청이지 않도록 손을 벽에 짚자!

1 벽 짚고 무릎 당기기

CHECK

【 좌우 각 20~30초 × 2~3회 】

1 준비하기

벽에 한 손을 대고 서서 반대쪽 무릎을 뒤로 접어 잡는다.

손은 벽 옆이나 앞을 짚자!

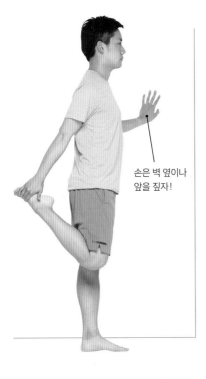

2 무릎 굽혀 늘이기

발뒤꿈치를 엉덩이 가까이 당겨 대퇴사두근 가운데를 늘인다. 이 자세로 발 방향을 바깥쪽, 안쪽으로 바꿔준다. 반대쪽도 동일하게 진행한다.

등을 곧게 편다.

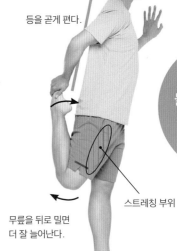

이완되는 느낌이 들면 숨을 내쉬면서 20~30초간 유지한다.

스트레칭 부위

무릎을 뒤로 밀면 더 잘 늘어난다.

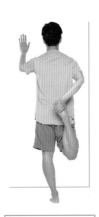

뒤에서 보면

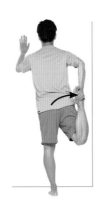

다리를 바깥쪽으로

대퇴사두근의 안쪽을 늘인다.

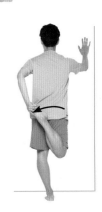

다리를 안쪽으로

대퇴사두근의 바깥쪽을 늘인다.

2 엎드려 무릎 당기기

CHECK

【 좌우 각 20~30초 × 2~3회 】

① 준비하기

바닥에 엎드려 누운 뒤 쿠션 두 개를 포개어 한쪽 무릎 밑에 받치고, 그 무릎을 접는다.

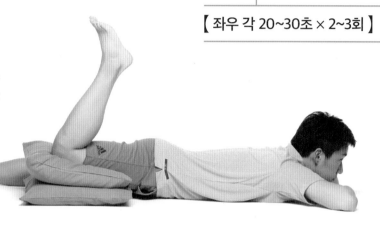

② 무릎 굽혀 늘이기

한 손으로 발등을 잡고 발뒤꿈치가 엉덩이 가까이 오게 당겨 대퇴사두근 가운데를 늘인다. 이 자세로 발 방향을 바깥쪽, 안쪽으로 바꿔준다. 반대쪽도 동일하게 진행한다.

스트레칭 부위

이완되는 느낌이 들면 숨을 내쉬면서 20~30초간 유지한다.

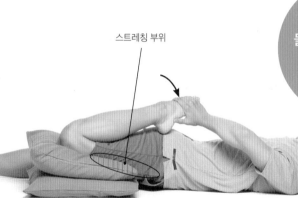

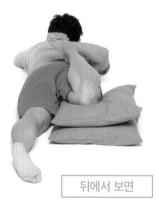

뒤에서 보면

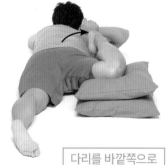

다리를 바깥쪽으로

대퇴사두근의 안쪽을 늘인다.

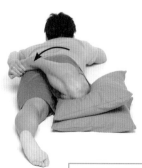

다리를 안쪽으로

대퇴사두근의 바깥쪽을 늘인다.

3 무릎 당겨 비틀기

CHECK

【 좌우 각 20~30초 × 2~3회 】

① 준비하기

양반다리로 앉아 한쪽 무릎을 뒤로 접어 발목을 잡는다. 다른 손으로는 몸 옆쪽 바닥을 짚는다.

② 무릎 비틀어 늘이기

발뒤꿈치가 엉덩이 가까이 오게 발목을 당기고, 그 다리와 반대 방향으로 상체를 비튼다. 반대쪽도 동일하게 진행한다.

이완되는 느낌이 들면 숨을 내쉬면서 20~30초간 유지한다.

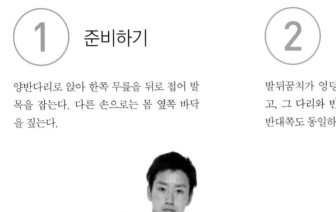

스트레칭 부위

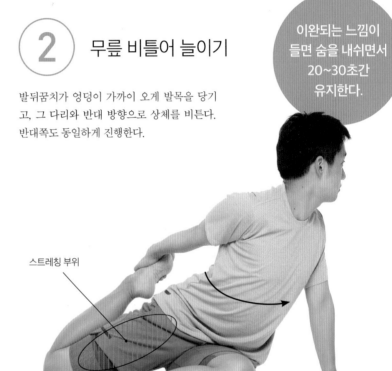

뒤에서 보면

고관절을 쭉 편다.

무릎을 뒤로 보내면 잘 늘어난다.

N G

고관절이 구부러지지 않도록 주의한다.

무릎이 안쪽으로 들어오면 안 된다.

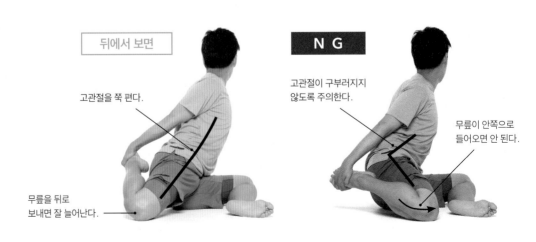

4 엎드려 무릎 비틀기

CHECK

【 좌우 각 20~30초 × 2~3회 】

1 준비하기

엎드려 누운 뒤 한쪽 무릎을 접고, 접은 다리 반대쪽 손으로 발을 잡는다.

2 무릎 비틀어 늘이기

잡은 발끝이 반대쪽 바닥에 닿게끔 손으로 당기면서 하체를 비튼다. 반대쪽도 동일하게 진행한다.

이완되는 느낌이 들면 숨을 내쉬면서 20~30초간 유지한다.

스트레칭 부위

어깨가 들리지 않게 주의한다.

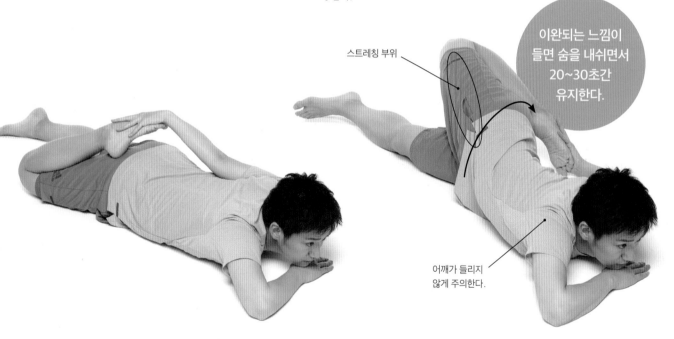

반대쪽에서 보면

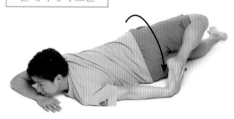

허벅지 뒤쪽 근육

햄스트링 스트레칭

1~2번 중 한 가지 선택!

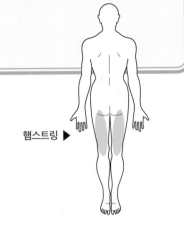

햄스트링 ▶

다리를 높이 들 필요는 없다!

1 의자에서 한 발 들기

CHECK

【 좌우 각 20~30초 × 2~3회 】

1 준비하기

의자에 앉아 한 발을 든 뒤 발바닥에 수건을 걸어 양손으로 잡고 몸쪽으로 당긴다.

2 무릎 늘이기

수건을 당기며 동시에 무릎을 천천히 펴 햄스트링 가운데를 늘인다. 이 자세로 발 방향을 바깥쪽, 안쪽으로 바꿔준다. 반대쪽도 동일하게 진행한다.

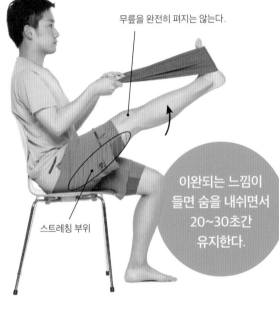

무릎을 완전히 펴지는 않는다.

스트레칭 부위

이완되는 느낌이 들면 숨을 내쉬면서 20~30초간 유지한다.

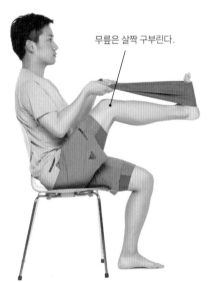

무릎은 살짝 구부린다.

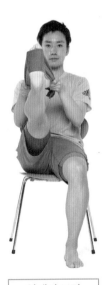

앞에서 보면

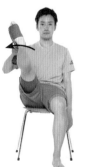

다리를 바깥쪽으로

햄스트링 안쪽을 늘인다.

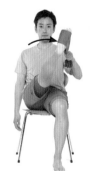

다리를 안쪽으로

햄스트링 바깥쪽을 늘인다.

1 준비하기

바닥에 누워 한 발을 들고 발바닥에 수건을 걸어 양손으로 잡은 뒤 몸 쪽으로 당긴다.

2 바닥에서 한 발 들기

CHECK

【 좌우 각 20~30초 × 2~3회 】

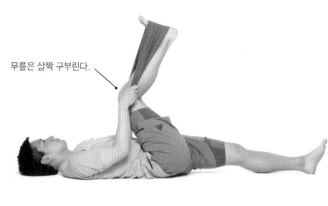

무릎은 살짝 구부린다.

이완되는 느낌이
들면 숨을 내쉬면서
20~30초간
유지한다.

2 무릎 늘이기

수건을 당기며 동시에 무릎을 천천히 펴 햄스트링 가운데를 늘인다. 이 자세로 발 방향을 바깥쪽, 안쪽으로 바꿔준다. 반대쪽도 동일하게 진행한다.

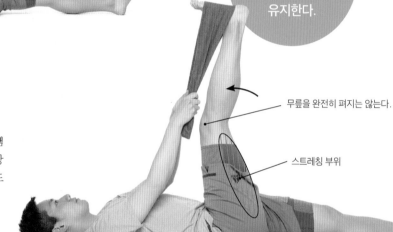

무릎을 완전히 펴지는 않는다.

스트레칭 부위

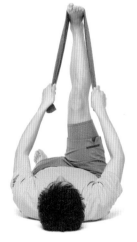

| 앞에서 보면 |

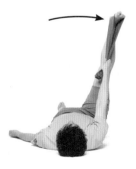

| 다리를 바깥쪽으로 |

햄스트링 안쪽을 늘인다.

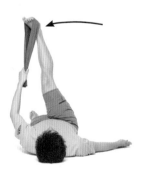

| 다리를 안쪽으로 |

햄스트링 바깥쪽을 늘인다.

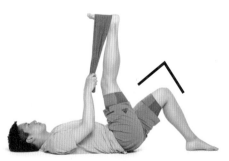

| 반대쪽 무릎은 세워도 OK! |

내려둔 다리의 무릎이 바닥에서 들리면 무릎을 세워도 된다.

옵션
무릎 바깥쪽
통증

SET 1 or SET 2 중
한 가지 선택!

대둔근 & 대퇴 근막장근 스트레칭

엉덩이가 늘어나는 위치까지 무릎을 구부리자!

1 엉덩이 밀며 한 발로 앉기(대둔근)

CHECK

【 좌우 각 20~30초 × 2~3회 】

대둔근 ▶
대퇴 근막장근 ▶

무릎 통증 MEMO.

'대둔근'과 '대퇴 근막장근'은 허벅지 바깥쪽에 있는 장경인대와 연결되어 있다. 다리 바깥쪽에 힘이 가해지면 이 부분이 딱딱하게 뭉치기 쉬운데 방치하면 달리기 선수에게 자주 발견되는 무릎 외측 장애인 '장경 인대염'에 걸릴 가능성이 높다. 무릎에 통증이 있는 사람은 이 동작을 추가하자.

1 준비하기

의자 등받이를 잡고 선다. 한쪽 다리를 구부려 반대쪽 허벅지에 발등을 댄 다음 무릎을 바깥쪽으로 벌린다.

2 엉덩이 밀어 늘이기

버티는 다리의 무릎을 구부리며 엉덩이를 뒤로 쭉 내밀어 앉는다. 반대쪽도 동일하게 진행한다.

앞에서 보면

상체를 세운다.

이완되는 느낌이 들면 숨을 내쉬면서 20~30초간 유지한다.

무릎을 바깥쪽으로 벌린다.

스트레칭 부위

다리를 꼬지 않는다.

N G

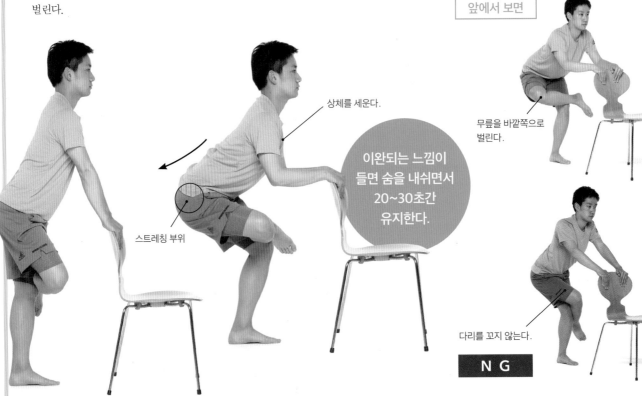

상체 방향에 주의하며 허리를 내리자!

2 한 발 옆으로 뻗어 앉기
(대퇴 근막장근)

CHECK

【 좌우 각 20~30초 × 2~3회 】

1 준비하기

의자 옆에 서서 한 손을 의자 바닥에 대고, 다른 한 손으로 의자 옆을 잡은 뒤 다리를 꼰다. 앞쪽 다리는 무릎을 살짝 구부려 의자에 기댄다.

뒤쪽 다리는 쭉 뻗는다.

발등 바깥쪽을 바닥에 댄다.

2 허리 내려 늘이기

상체는 정면을 향한 채로 무릎을 깊게 구부리고 동시에 뒤쪽 다리를 쭉 뻗어 늘인다. 반대쪽도 동일하게 진행한다.

손으로 체중을 지탱한다.

이완되는 느낌이 들면 숨을 내쉬면서 20~30초간 유지한다.

스트레칭 부위

71

1 한 발 접어 당기기
(대둔근)

【 좌우 각 20~30초 × 2~3회 】

이완되는 느낌이
들면 숨을 내쉬면서
20~30초간
유지한다.

① 준비하기

양발을 앞으로 쭉 펴고 앉은 뒤 한쪽
다리를 구부려 반대쪽 허벅지 위에 올
린다. 양손은 몸 뒤쪽 바닥에 댄다.

② 종아리 당겨 늘이기

뻗은 다리의 무릎을 세워 구부린 다
리의 종아리를 가슴 쪽으로 끌어당
긴다. 반대쪽도 동일하게 진행한다.

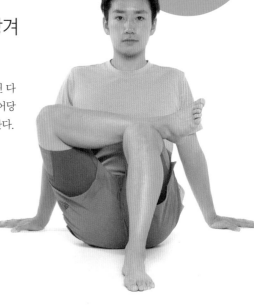

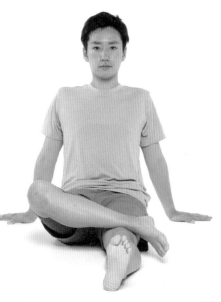

NG

무릎을 세워도 이완되는
것이 느껴지지 않으면 실패!

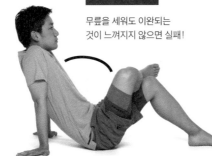

옆에서 보면

무리하지 말고 이완되
는 느낌이 들 때까지만
올리면 된다.

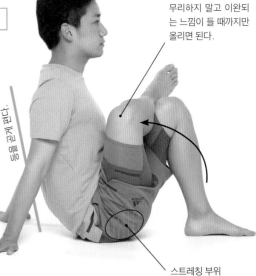

스트레칭 부위

몸을 똑바로 일으키면 잘 늘어난다!

2 옆으로 누워 상체 들기
(대퇴 근막장근)

CHECK

【 좌우 각 20~30초 × 2~3회 】

1 준비하기

바닥에 옆으로 누운 뒤 위쪽 다리의 무릎을 세워 반대쪽 무릎 앞에 놓는다.

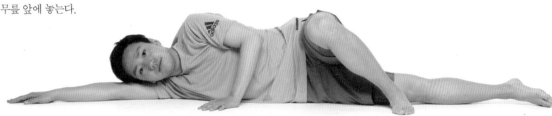

2 몸 일으켜 늘이기

상체는 정면을 향한 채 양손으로 바닥을 짚어 몸을 일으켜 세운다. 반대쪽도 동일하게 진행한다.

상체를 옆으로 일으켜 세운다.

이완되는 느낌이 들면 숨을 내쉬면서 20~30초간 유지한다.

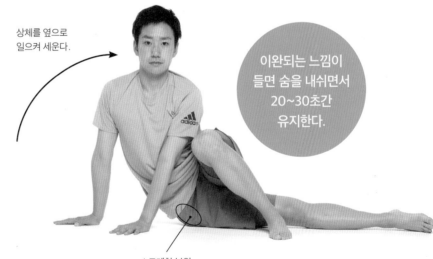

스트레칭 부위

N G

상체가 바닥을 향하면 안 된다.

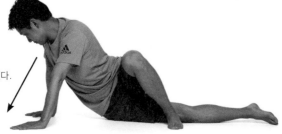

엉덩이 & 허벅지 근육

Level 1부터 시작해
근력이 생기면 Level 2로!

무릎을 위한 근력 운동 A
(대둔근, 햄스트링, 대퇴사두근)

대둔근 ▶

햄스트링 ▶　◀ 대퇴사두근

바닥을 힘주어 눌러 근육을 강화하자!

LEVEL 1　한 발 굽혀 늘이기

CHECK

【 좌우 각 20회 × 2~3세트 】

① 다리를 한 발 앞으로 내밀고 무릎을 구부려 앉는다. 양손은 무릎 위에 얹는다.

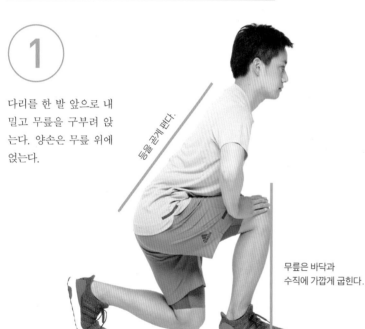

등을 곧게 편다.

무릎은 바닥과 수직에 가깝게 굽힌다.

② 발바닥으로 바닥을 밀며 4초 동안 천천히 몸을 일으키고, 다시 4초 동안 천천히 앉는다. 반동을 사용하지 않고 반복한다. 반대쪽도 동일하게 진행한다.

호흡을 자연스럽게 유지하며 20회 실시!

바닥을 밀어내 몸을 일으킨다.

NG

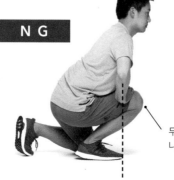

무릎이 발끝보다 나오면 안 된다.

* 근력 운동은 신발을 신어야 다리에 힘을 주기 쉽지만 집에서 할 때는 굳이 신발을 신지 않아도 된다.

① 의자 앞에 서서 한 발을 앞으로 내밀고 뒷발의 발등을 의자 위에 얹은 뒤 무릎을 구부려 살짝 앉는다. 앞발의 무릎은 90도 정도로 구부리고, 양손은 무릎 위에 얹는다.

등을 곧게 편다.

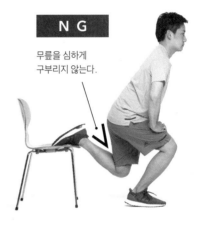

N G

무릎을 심하게 구부리지 않는다.

무릎은 바닥과 수직에 가깝게 굽힌다.

호흡을 자연스럽게 유지하며 20회 실시!

② 앞발에 체중을 실은 채 4초 동안 천천히 몸을 일으키고, 다시 4초 동안 천천히 앉는다. 반동을 사용하지 않고 반복한다. 반대쪽도 동일하게 진행한다.

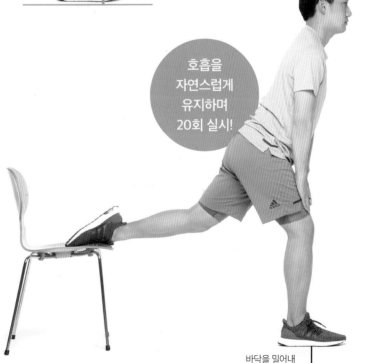

바닥을 밀어내 몸을 일으킨다.

무릎을 위한 근력 운동 B

(고관절 내회전 근육)

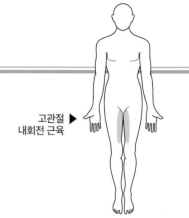

고관절 ▶
내회전 근육

Level **1**부터 시작해
근력이 생기면 Level **2**로!

바닥을 힘주어 눌러 근육을 강화하자!

LEVEL 1　한 발 들어 올리기　CHECK ✓

【 좌우 각 20회 × 2~3세트 】

①

팔을 베고 옆으로 누워 위쪽 다리
의 무릎을 90도로 구부린 다음 앞
으로 접는다. 다른 한 손으로 가슴
앞쪽의 바닥을 짚는다.

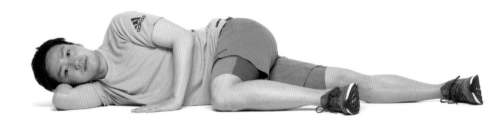

②

뻗은 다리를 4초 동안 천천히 들어
올리고, 다시 4초 동안 천천히 내린
다. 이 동작을 반복한다. 반대쪽도
동일하게 진행한다.

어깨 위치는 고정한다.

호흡을
자연스럽게
유지하며
20회 실시!

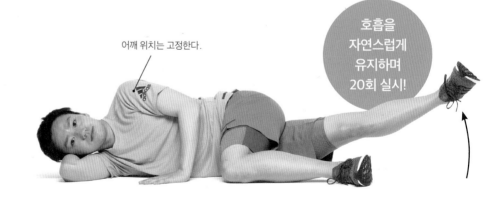

N G

어깨가 바닥으로 떨어지지 않게 한다.

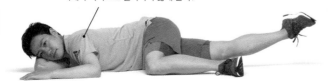

바닥에 누워 양발을 들어 올린 뒤 좌우로 넓게 벌린다. 양손은 허벅지 안쪽을 잡는다.

허벅지 안쪽 힘으로 다리를 오므리자!

LEVEL
2
누워서
다리 벌리기

CHECK

【 20회 × 2~3세트 】

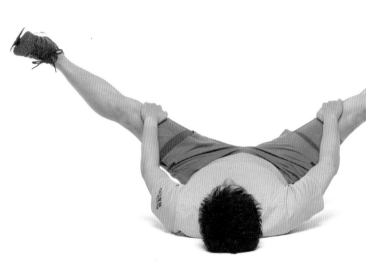

2

양손의 힘으로 허벅지를 바깥쪽으로 당김과 동시에 양발은 허벅지 안쪽의 힘으로 당겨 4초 동안 천천히 오므렸다가 다시 4초 동안 천천히 벌린다. 이 동작을 반복한다.

O K

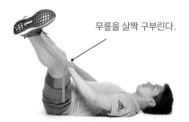

무릎을 살짝 구부린다.

N G

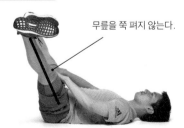

무릎을 쭉 펴지 않는다.

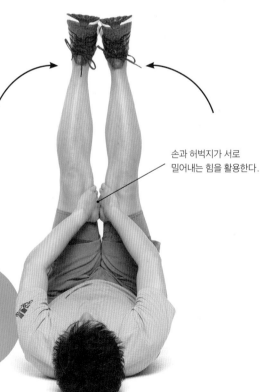

손과 허벅지가 서로 밀어내는 힘을 활용한다.

호흡을
자연스럽게
유지하며
20회 실시!

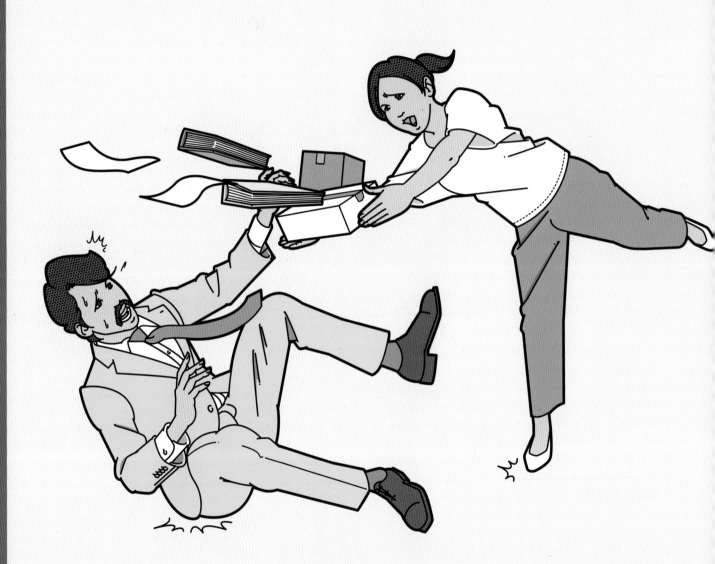

5

쉽게 피곤해지거나 넘어지지 않는다!

종아리×발바닥 강화 스트레칭

'종아리와 발바닥이 쉽게 피곤해진다', '걸릴 곳도 없는데 자주 발이 걸려 넘어진다' 이런 경험이 있다면 무릎 밑을 주목하자! 종아리, 정강이, 발바닥은 장시간 서 있거나 걸으면 금세 피로가 쌓이는 부위다. 또 유연성과 근력이 저하되면 넘어지거나 발이 쉽게 꼬여 넘어지는 경우가 자주 생기고, 이로 인해 부상을 당할 가능성도 커진다. 그렇게 되기 전에 하루빨리 트레이닝을 시작해야 한다.

피로가 쌓이지 않는 발을 만들기 위해 알아두자!

도대체 원인이 뭘까?

종아리에 있는 하퇴삼두근(장딴지근과 가자미근의 총칭), 정강이에 있는 '전경골근', 발바닥에 있는 '족 저근'이 굳으면 종아리와 발바닥에 피로가 쌓이기 쉽다. 또 발목의 움직임이 불안정해져 걸릴 곳도 없는데 발이 걸려 넘어지는 경우가 생긴다.

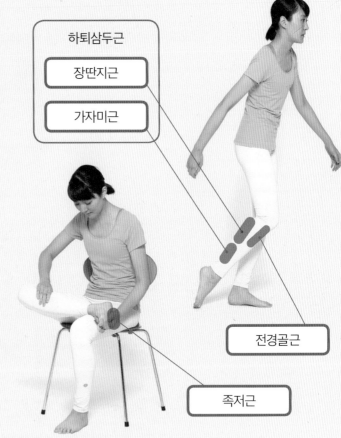

하퇴삼두근
장딴지근
가자미근

전경골근

족저근

스트레칭만으로는
부족하다!

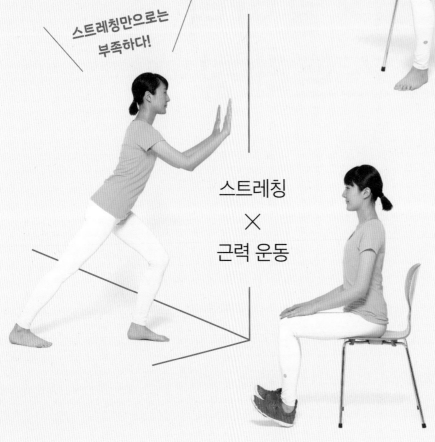

스트레칭
×
근력 운동

발의 피로를 예방하고 넘어지지 않으려면?

'장딴지근', '가자미근', '전경골근', '족저 근'을 스트레칭하여 유연성을 향상시 키자. 여기에 스트레칭만으로는 부족 하니 '전경골근', '족저근'의 근력 운동 도 병행한다. 두 운동을 같이 하면 발 목의 움직임이 안정되어 쉽게 넘어지 지 않는다.

종아리 유연성×발바닥 근력 트레이닝 순서

STEP 1 유연성 테스트

종아리에 있는 가자미근이 얼마나 굳어
있는지 확인하자.

가자미근
▶ p.28

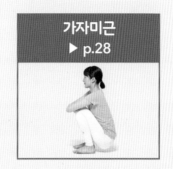

STEP 2 내 몸에 꼭 맞는 동작 결정

다음 스트레칭을 한 번씩 해보고 근육이 가장 잘 늘어나는
동작 한 가지를 고른다. 근력 운동은 모두 추가한다.

＊ 유연성을 체크해 '적당한 유연성'인
경우 현상 유지를 할 수 있는 정도
로만 지속하고, '유연성 과다'인 경우
는 운동에서 제외한다.

장딴지근 스트레칭
▶ p.82~83

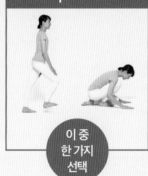

이 중
한 가지
선택

가자미근 스트레칭
▶ p.84~85

이 중
한 가지
선택

전경골근 스트레칭
▶ p.86

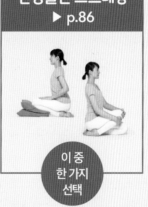

이 중
한 가지
선택

족저근 스트레칭
▶ p.87

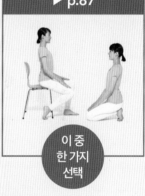

이 중
한 가지
선택

+

발을 위한 근력 운동 A
▶ p.88

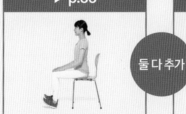

둘 다 추가

발을 위한 근력 운동 B
▶ p.89

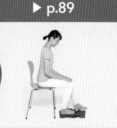

STEP 3 트레이닝 집중 공략

선택한 스트레칭 동작을 매일 지속하자!

장딴지근 스트레칭

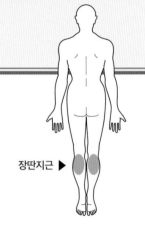

장딴지근 ▶

1~2번 중 한 가지 선택!

발뒤꿈치로 바닥을 미는 느낌으로!

1 벽 짚고 종아리 늘이기

CHECK

【 좌우 각 20~30초 × 2~3회 】

① 준비하기

양손으로 벽을 짚고 다리를 앞뒤로 벌린다.

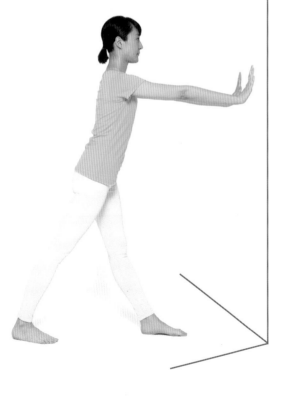

② 발에 체중 실어 종아리 늘이기

뒷발 뒤꿈치를 바닥에 댄 채로 양 팔꿈치와 앞발 무릎을 구부리며 체중을 앞쪽 다리에 싣는다. 반대쪽도 동일하게 진행한다.

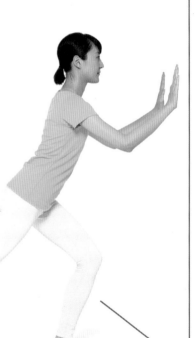

무릎을 쭉 편다.

스트레칭 부위

발뒤꿈치가 들리면 안 된다.

이완되는 느낌이 들면 숨을 내쉬면서 20~30초간 유지한다.

N G

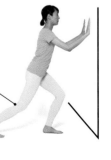

무릎을 구부리면 안 된다.

발뒤꿈치가 들리면 안 된다.

2 바닥 짚고 한 발 들기

CHECK

【 좌우 각 20~30초 × 2~3회 】

① 준비하기

양손과 양발을 어깨너비로 벌리고
바닥에 댄 다음 엉덩이를 높이 든다.

② 한 발 들고 늘이기

한 발을 들어 무릎을 90도 정도로 구부리고 반대쪽
무릎은 쭉 펴 양팔에 체중을 싣는다. 반대쪽도 동일
하게 진행한다.

이완되는 느낌이
들면 숨을 내쉬면서
20~30초간
유지한다.

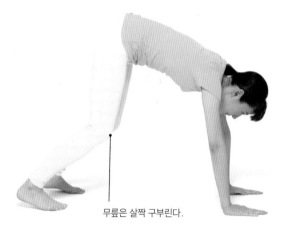

무릎은 살짝 구부린다.

스트레칭 부위

발뒤꿈치가
들리면 안 된다.

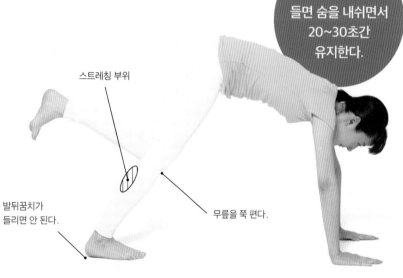

무릎을 쭉 편다.

N G

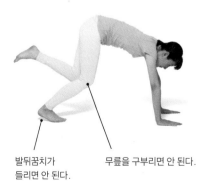

발뒤꿈치가
들리면 안 된다.

무릎을 구부리면 안 된다.

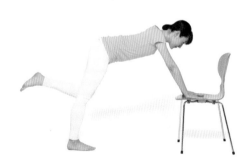

이 자세가 힘들면

상자나 의자 등에 손을 얹고
동작하면 좀 더 쉬워진다.

가자미근 스트레칭

CHOICE 1 · 1~2번 중 한 가지 선택!

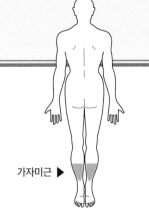

가자미근 ▶

어디서든 할 수 있다!

1 발뒤꿈치 내리기

CHECK

【 좌우 각 20~30초 × 2~3회 】

① 준비하기

바로 서서 한쪽 발끝을 계단에 올리고 허벅지 위에 한 손을 얹는다.

② 발뒤꿈치 내려 늘이기

계단에 올린 발의 뒤꿈치를 내리고 동시에 체중을 앞쪽으로 보낸다. 반대쪽도 동일하게 진행한다.

이완되는 느낌이 들면 숨을 내쉬면서 20~30초간 유지한다.

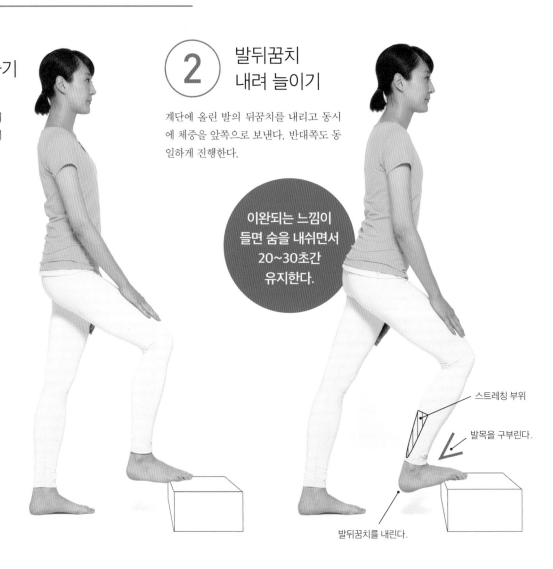

스트레칭 부위

발목을 구부린다.

발뒤꿈치를 내린다.

① 준비하기

한쪽 무릎을 세우고 웅크려 앉는다.

② 체중 실어 늘이기

발뒤꿈치가 들리지 않도록 주의하며 상체를 숙여 체중을 앞쪽으로 보낸다. 반대쪽도 동일하게 진행한다.

이완되는 느낌이 들면 숨을 내쉬면서 20~30초간 유지한다.

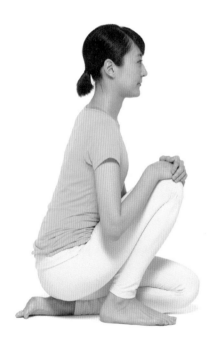

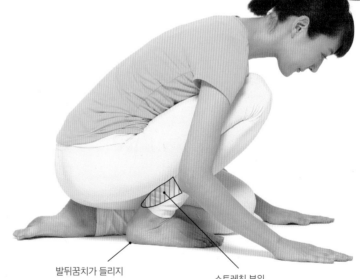

발뒤꿈치가 들리지 않도록 한다.

스트레칭 부위

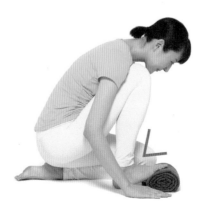

더 늘이고 싶을 때는

수건을 둥글게 말아 발끝에 끼워 발목 각도를 좁힌 다음 같은 방법으로 스트레칭한다.

TARGET 정강이 근육

CHOICE! 1~2번 중 한 가지 선택!

전경골근 스트레칭

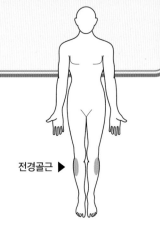

전경골근 ▶

쿠션에 무릎을 대기만 하면 OK!

1 정좌로 늘이기

CHECK

【 20~30초 × 2~3회 】

정좌 자세로 늘이기

정좌로 무릎을 꿇고 앉은 뒤
쿠션 두 개를 무릎 아래에
대고 근육을 늘인다.

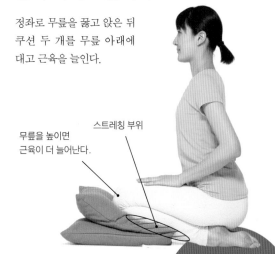

무릎을 높이면
근육이 더 늘어난다.

스트레칭 부위

이완되는 느낌이
들면 숨을 내쉬면서
20~30초간
유지한다.

OK

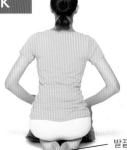

 발끝은 포개지 않는다.

발등부터 무릎까지 기분 좋게 늘이자!

2 정좌로 무릎 들기

CHECK

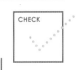

【 좌우 각 20~30초 × 2~3회 】

무릎 들고 늘이기

정좌로 무릎을 꿇고 앉은 뒤 양손으로 한
쪽 무릎을 잡고 위로 들어 올린다. 반대
쪽도 동일하게 진행한다.

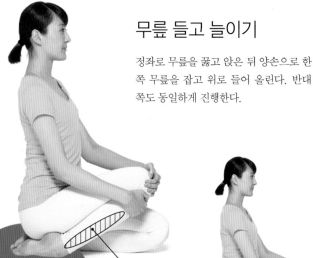

이완되는 느낌이
들면 숨을 내쉬면서
20~30초간
유지한다.

스트레칭 부위

발등 밑에
쿠션을 댄다.

발등이 아프면

TARGET 발바닥 근육

CHOICE 1

1~2번 중 한 가지 선택!

족저근 스트레칭

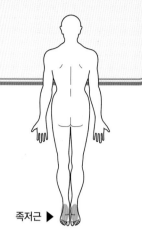

족저근 ▶

업무 중에도 근력 운동을 할 수 있다!

1 의자에서 발바닥 늘이기

CHECK

【 좌우 각 20~30초 × 2~3회 】

발끝 세워 늘이기

의자에 앉아 한쪽 발끝을 세워 늘인다. 발뒤꿈치의 방향을 바깥쪽, 안쪽으로 바꿔가며 발바닥 전체를 스트레칭한다. 반대쪽도 동일하게 진행한다.

이완되는 느낌이 들면 숨을 내쉬면서 20~30초간 유지한다.

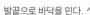
발끝으로 바닥을 민다.

스트레칭 부위
중앙

발뒤꿈치를 안쪽으로!

발뒤꿈치를 바깥쪽으로!

발가락까지 이완되는 감각을 느껴보자!

2 바닥에서 발바닥 늘이기

CHECK

【 20~30초 × 2~3회 】

발끝 세워 늘이기

정좌로 무릎을 꿇고 앉아 양쪽 발끝을 세운 뒤 발뒤꿈치에 엉덩이를 얹고 체중을 싣는다.

엉덩이로 앉는다.

발끝을 세운다.

이완되는 느낌이 들면 숨을 내쉬면서 20~30초간 유지한다.

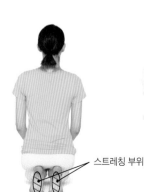

스트레칭 부위

뒤에서 보면

다리를 위한 근력 운동 A
(전경골근)

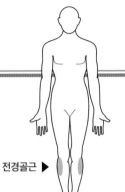

정강이 근육을 의식적으로 사용하자!

발끝 올렸다 내리기

전경골근 ▶

【 20회 × 2~3세트 】

1

의자에 앉아 양발을
바닥에 댄다.

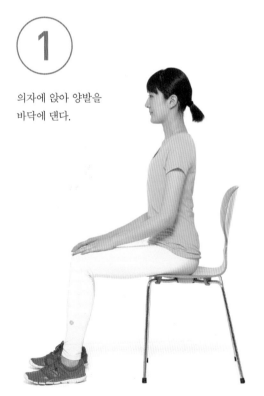

2

발뒤꿈치를 바닥에 댄 채 4초 동
안 천천히 발끝을 올렸다가 다시
4초 동안 제자리로 돌아온다. 동
작을 반복한다.

발목을 확실히 굽힌다.

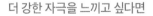

호흡을
자연스럽게
유지하며
20회 실시!

더 강한 자극을 느끼고 싶다면

한쪽 발끝에 반대쪽 발뒤꿈치를 얹고
같은 방법으로 스트레칭한다.

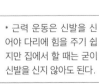

* 근력 운동은 신발을 신
어야 다리에 힘을 주기 쉽
지만 집에서 할 때는 굳이
신발을 신지 않아도 된다.

다리를 위한 근력 운동 B
(족저근)

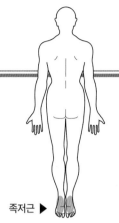

족저근 ▶

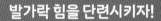
발가락 힘을 단련시키자!

발가락으로 수건 당기기

【 좌우 각 1회 × 2~3세트 】

①

의자에 앉아 세로로 놓은
수건 위에 한 발을 얹는다.

호흡은
자연스럽게
유지할 것!

②

발뒤꿈치를 들지 않고 발끝만 움
직여 수건을 끝까지 끌어당긴다.
반대쪽도 동일하게 진행한다.

발뒤꿈치는 바닥에 댄 상태로 당긴다.

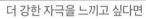

더 강한 자극을 느끼고 싶다면

수건 끝에 500ml 물병을 올리고
같은 방법으로 스트레칭한다.

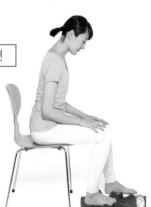

89

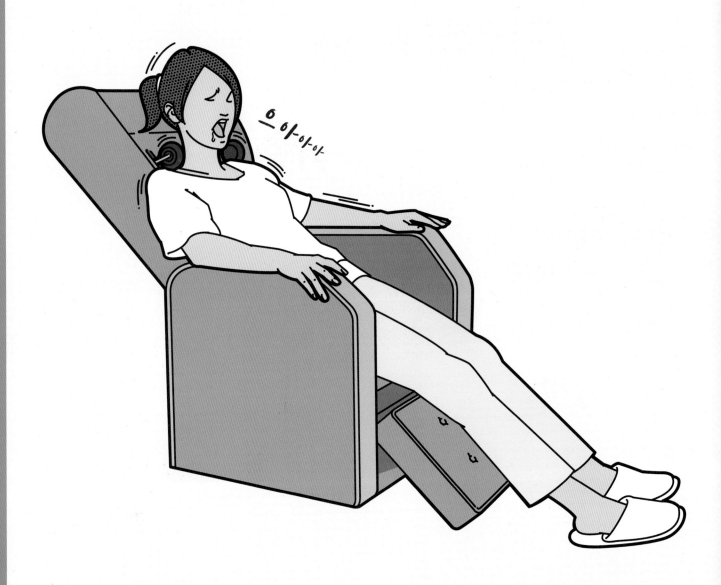

CHAPTER

6

빙글빙글 돌려서 어깨 결림을 해소하자!
어깨 관절 스트레칭

'어깨 결림으로 고생한 적이 있는가?'라고 질문하면 대부분의 사람들이 '그렇다'고 할 것이다. '어깨 결림'은 어깨 주변 근육을 움직이지 않아 생긴 통증이다. 근육은 움직이지 않으면 딱딱하게 뭉치고, 뭉쳐서 움직이기 힘들어지면 더더욱 몸을 움직이지 않게 되는 악순환에 빠진다. 이 악순환의 고리를 끊기 위해 '동적 스트레칭'을 권한다. 어깨 근육을 빙글빙글 돌려 어깨 결림을 해소해보자.

어깨 결림 해소를 위해 알아두자!

도대체 원인이 뭘까?

어깨 또는 어깨뼈의 움직임과 관련이 깊은 '어깨 관절 주변 근육'이나 목에서 어깨로 이어지는 '상부 승모근'이 굳어 있으면 어깨가 잘 뭉친다. 또 어깨 끝에 있는 '삼각근'의 근력이 약하면 팔의 무게가 어깨에 실리기 때문에 무거운 물건을 들지 않아도 어깨에 쉽게 부담이 간다.

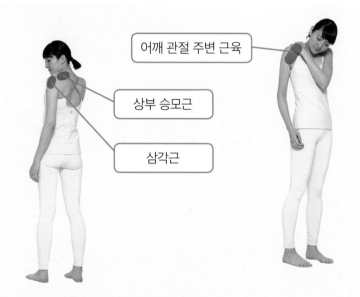

어깨 관절 주변 근육

상부 승모근

삼각근

'동적 스트레칭'이란?

몸을 리드미컬하게 움직여 관절과 근육에 자극을 주는 스트레칭을 말한다. 반대로 한 자세를 유지하며 근육을 늘이는 일반적인 스트레칭을 '정적 스트레칭'이라 부른다. 동적 스트레칭을 하면 심박수가 올라가 혈액순환이 잘 되고, 근육의 온도도 올라간다. 이로 인해 굳어 있던 근육을 쉽게 움직일 수 있게 되고, 관절의 가동 범위를 넓힐 수 있다. 이 스트레칭은 운동 전 위밍업으로도 활용한다.

어깨 결림을 해소하려면?

어깨 결림을 해소하려면 어깨와 어깨뼈, 목의 움직임과 관련 있는 근육을 사용하는 '동적 스트레칭'이 좋다. 여기에 '상부 승모근' 스트레칭으로 목에서 어깨까지의 근육을 늘여준다. '삼각근' 스트레칭도 병행하면 어깨 결림 예방에 도움이 된다.

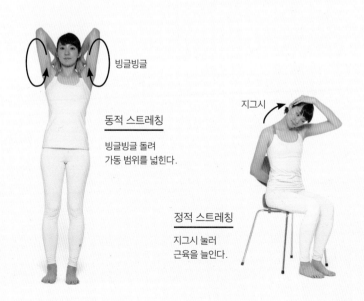

빙글빙글

동적 스트레칭

빙글빙글 돌려
가동 범위를 넓힌다.

지그시

정적 스트레칭

지그시 눌러
근육을 늘인다.

어깨 결림 해소 **트레이닝 순서**

STEP 1

유연성 테스트
어깨 주변 근육이 얼마나 굳어 있는지
확인하자.

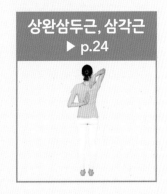
상완삼두근, 삼각근
▶ p.24

STEP 2

트레이닝 실시
유연성이 부족한 사람은 다음 동작을
매일 지속하자!

* '적당한 유연성' 혹은 '유연성 과다'
가 나온 사람도 아래 스트레칭을
통해 어깨 결림을 예방할 수 있다.

모두 실시

어깨 동적 스트레칭
▶ p.94~98

3가지 모두

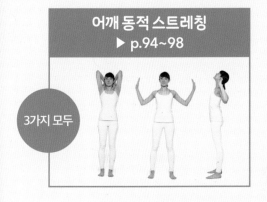

상부 승모근 스트레칭
▶ p.99

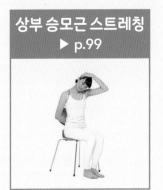

어깨를 위한 근력 운동
▶ p.100

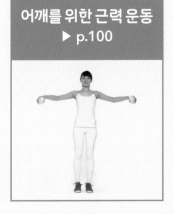

옵션
어깨 통증

광배근 스트레칭
▶ p.101

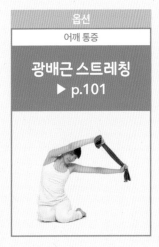

옵션
손목 통증

상완요골근 스트레칭
▶ p.101

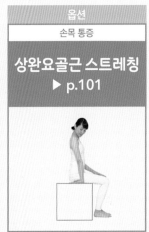

어깨 동적 스트레칭

1~3번 모두 실시한다!

어깨 관절 주변 ▶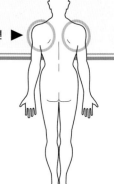

①   준비하기

바른 자세로 서서 양손을 어깨 위에 얹는다.

②   팔꿈치 들기

팔꿈치를 돌려 정면을 향하게 한다.

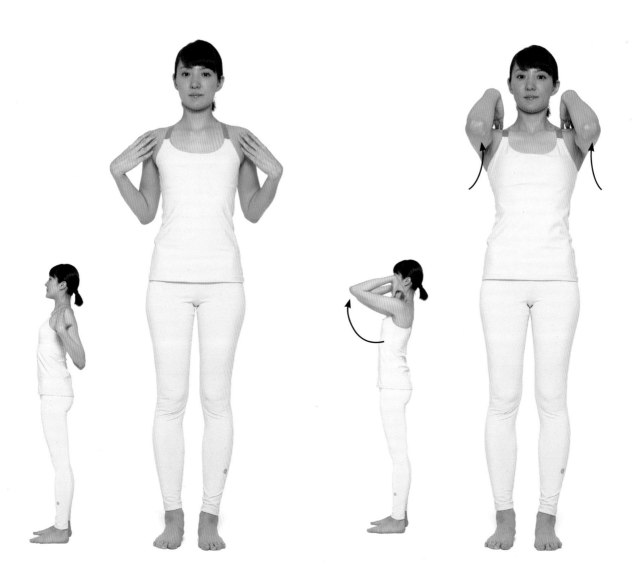

1 어깨 빙글빙글 돌리기

【 외회전, 내회전 각 20회 】

③ 어깨 근육 자극하기

팔꿈치를 위로 쭉 올린다.

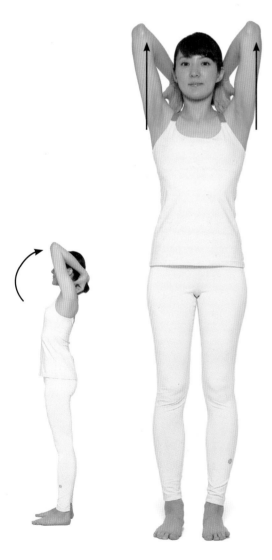

④ 옆으로 돌려 내리기

팔꿈치를 옆으로 똑바로 돌려 내린다. ①~④ 순서에 따라 팔꿈치로 원을 그리듯이 리드미컬하게 회전한다. 같은 방식으로 반대쪽으로도 돌린다.

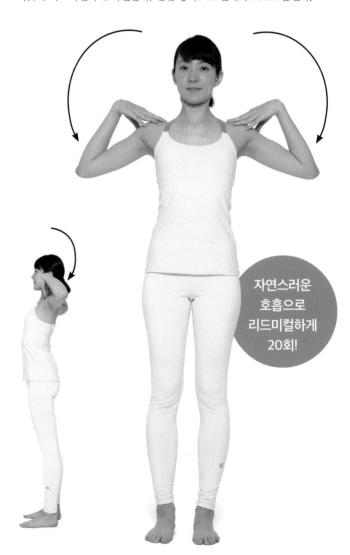

자연스러운 호흡으로 리드미컬하게 20회!

2 어깨뼈 슬라이드

【 20회 】

 1 준비하기

바른 자세로 서서 양 손바닥을 맞대
고 아래로 뻗는다.

2 양손 맞대고 뻗기

양 손바닥을 붙인 채 머리 위로 쭉 뻗는다.

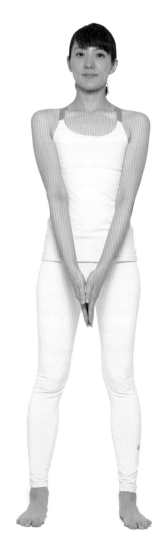

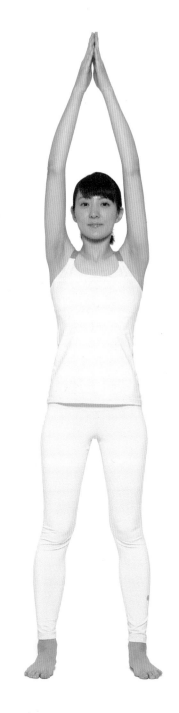

손바닥 뒤집기

손바닥을 뒤집어 바깥쪽을 향하게 한다.

손바닥을 뒤집는다.

 양 옆으로 팔꿈치 내리기

팔꿈치를 구부려 양옆으로 내린다. ①~④ 순서에 따라 팔꿈치로 원을 그리듯이 리드미컬하게 움직인다.

뒤에서 보면

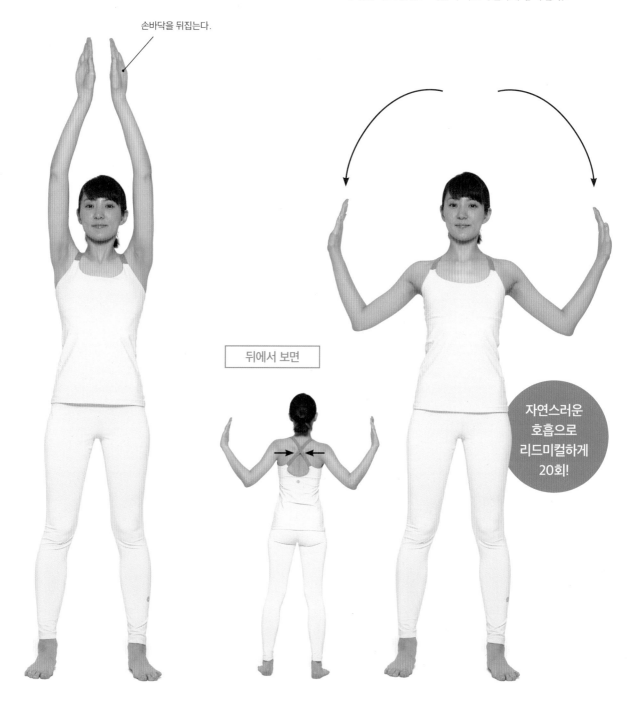

자연스러운 호흡으로 리드미컬하게 20회!

3 목 주변 늘이기

【 20회 】

① 준비하기

바른 자세로 서서 양손을 머리 뒤에
대고 목을 앞으로 숙인다.

② 양팔 젖혀 목 앞쪽 늘이기

팔꿈치를 바깥쪽으로 벌리면서 천천
히 목을 뒤로 젖힌다. ①~②를 리드
미컬하게 반복한다.

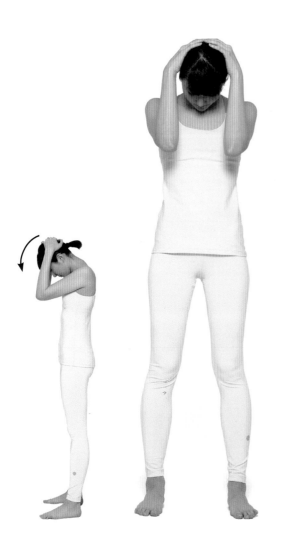

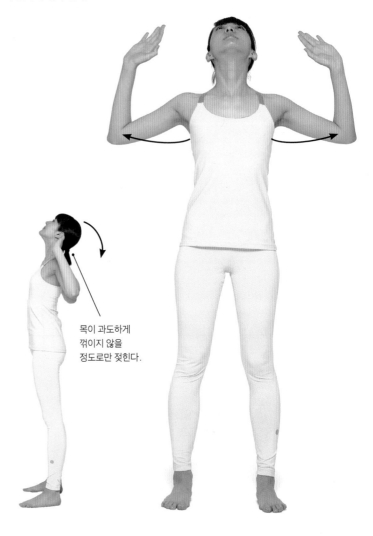

목이 과도하게
꺾이지 않을
정도로만 젖힌다.

상부 승모근 스트레칭

상부 승모근 ▶

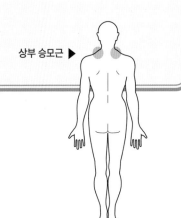

기분 좋게 근육이 이완되는 각도를 찾자!

머리 좌우 기울이기

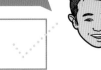

【 좌우 각 20~30초 × 2~3회 】

① 준비하기

의자에 앉아 한 손을 뒤로 돌려 의자 등받이를 잡는다. 나머지 손은 머리 위로 뻗어 반대쪽 귀 윗부분에 얹는다.

② 머리 당겨 늘이기

손으로 가볍게 당겨 머리를 대각선 아래로 내린다. 반대쪽도 동일하게 진행한다.

이완되는 느낌이 들면 숨을 내쉬면서 20~30초간 유지한다.

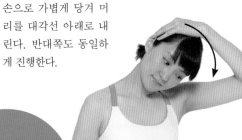

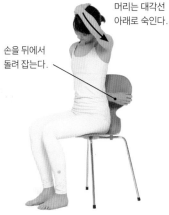

머리는 대각선 아래로 숙인다.

손을 뒤에서 돌려 잡는다.

반대쪽에서 보면

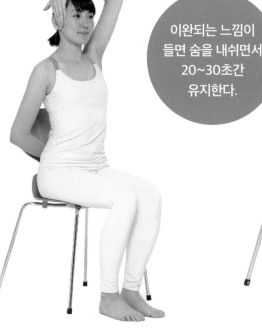

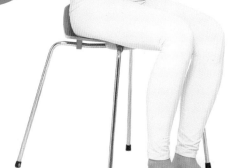

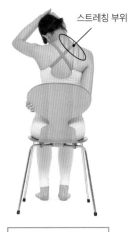

스트레칭 부위

뒤에서 보면

어깨를 위한 근력 운동
(삼각근)

삼각근 ▶

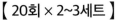

팔의 상부를 의식하며 움직이자!

팔 넓게 벌리기

【 20회 × 2~3세트 】

 준비하기

양손에 500ml 물병을
들고 바른 자세로 선다.

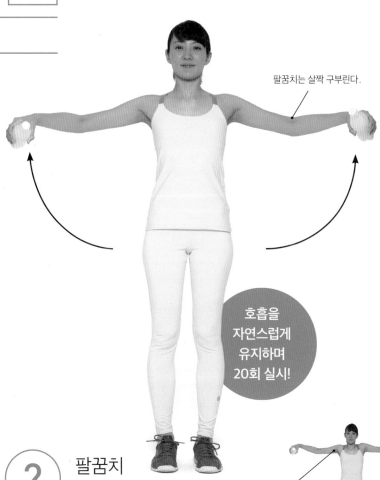

팔꿈치는 살짝 구부린다.

호흡을
자연스럽게
유지하며
20회 실시!

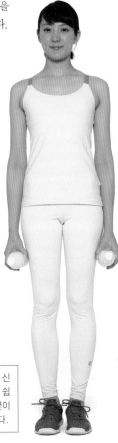

* 근력 운동은 신발을 신
어야 다리에 힘을 주기 쉽
지만 집에서 할 때는 굳이
신발을 신지 않아도 된다.

② **팔꿈치
들어 올리기**

손등을 천장으로 향한 채 어깨 높이까지 4초 동안
천천히 팔을 들어 올리고, 다시 4초 동안 제자리
로 돌아온다. 반동을 사용하지 않고 동작을 반복
한다.

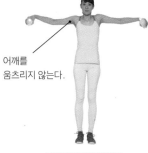

어깨를
움츠리지 않는다.

N G

TARGET 등 근육

몸을 옆으로 기울여 비틀어보자!

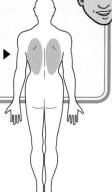

광배근 스트레칭

【 좌우 각 20~30초 × 2~3회 】

옵션
어깨 통증

광배근 ▶

① 준비하기

무릎을 꿇고 앉아 양손으로 수건을 잡고 엉덩이를 옆으로 기울어 앉는다.

② 양팔 뻗어 늘이기

수건을 팽팽하게 잡고 양팔을 들어 엉덩이 반대 방향으로 뻗는다. 반대쪽도 동일하게 진행한다.

어깨 통증 MEMO.

팔을 올릴 때 옆구리가 당기는 사람은 등과 팔을 이어주는 '광배근'이 굳어 있을 가능성이 있다.

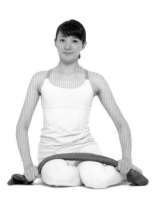

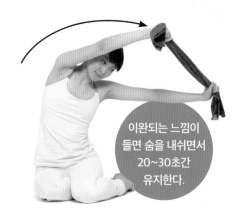

이완되는 느낌이 들면 숨을 내쉬면서 20~30초간 유지한다.

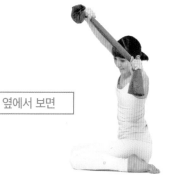

옆에서 보면

TARGET 전완근

통증을 느낄 때까지 체중을 싣지 말자!

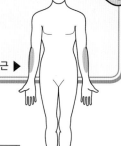

상완요골근 스트레칭

【 좌우 각 20~30초 × 2~3회 】

옵션
손목 통증

상완요골근 ▶

손등 누르며 늘이기

의자에 앉아 한 손의 손등으로 의자 바닥을 누르고, 팔꿈치에 체중에 실어 앞으로 민다. 반대쪽도 동일하게 진행한다.

이완되는 느낌이 들면 숨을 내쉬면서 20~30초간 유지한다.

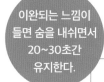

손목 통증 MEMO.

팔 앞면 엄지손가락 쪽에 있는 '상완요골근'은 팔꿈치를 구부리거나 팔을 비트는 움직임에 사용되므로 컴퓨터나 요리 등 손을 쓰는 작업이 계속되면 피곤해지기 쉽다.

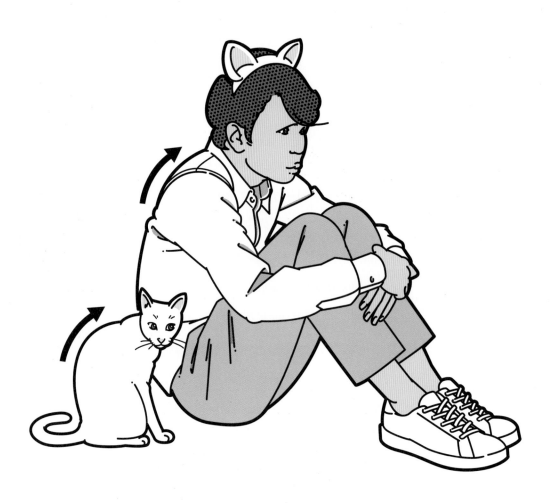

자세가 바로잡히면 몸이 예뻐진다!
바른 자세 스트레칭

자세가 나쁘다는 사실 하나만으로도 당신은 손해를 보고 있을지 모른다. 가령 새우등
인 사람은 자신감이 없어 보이고 실제 나이보다 늙어 보이는 인상을 준다. 또 목과 어
깨, 등이 결리고 호흡이 얕아지는 등 건강적인 면에서도 마이너스다. 반면 자세가 바
르면 인상이나 건강 등 여러 면에서 도움이 된다. 스트레칭과 근력 운동으로 자세를
바로잡아보자.

자세를 바로잡기 위해 알아두자!

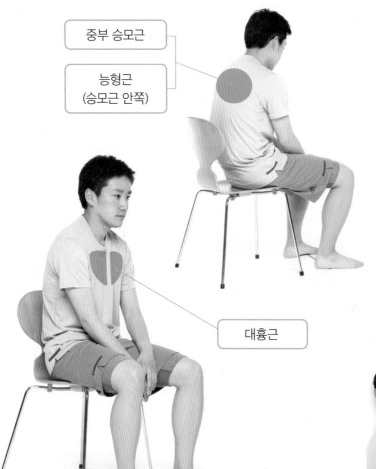

중부 승모근

능형근
(승모근 안쪽)

대흉근

자세를 바로잡으려면?

'대흉근'의 유연성을 높이는 스트레칭을 하자.
그리고 '중부 승모근'과 '능형근' 근력 운동을 추
가해 어깨뼈를 모으는 근육의 힘을 키우면 둥글
게 굽은 등을 원래대로 되돌려 예쁜 자세를 만
들 수 있다.

도대체 어디가 굳은 걸까?

자세가 나쁘고 새우등 기미가 있는 사람은 가슴을
감싸는 '대흉근'이 굳고 위축되어 있을 가능성이 있
다. 게다가 등에 있는 '중부 승모근', 좌우 어깨뼈 사
이에 있는 '능형근'의 근력이 저하되어 가슴을 펴는
힘이 약해져 있을 수 있다.

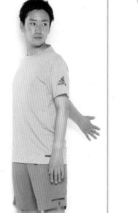

등 반대쪽 근육부터
스트레칭하자!

스트레칭
×
근력 운동

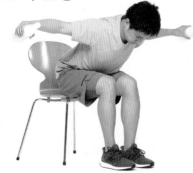

바른 자세 트레이닝 순서

STEP (1)

유연성 테스트

예쁜 자세를 만드는 데 필요한 근육이 얼마나
굳어 있는지 확인해보자.

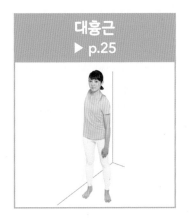

대흉근
▶ p.25

STEP (2)

내 몸에 꼭 맞는 동작 결정

다음 스트레칭을 한 번씩 해보고 근육이 가장 잘 늘어나는 동작
한 가지를 고른다. 근력 운동은 모두 추가한다.

* 유연성을 체크해 '적당한 유연성'인
경우 대흉근 스트레칭은 현상 유지
를 할 수 있는 정도로 지속하고, '유
연성 과다'인 경우는 이미 유연성이
충분하므로 운동에서 제외한다.

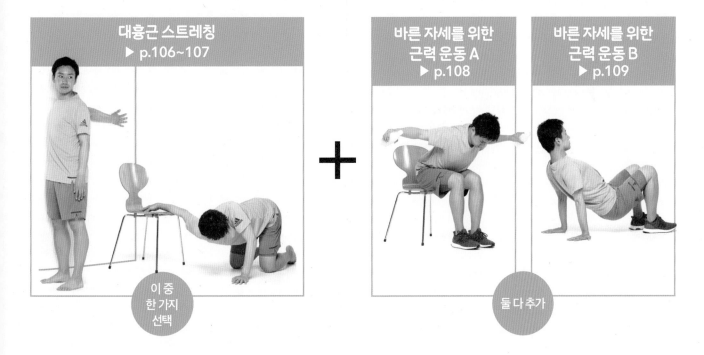

대흉근 스트레칭
▶ p.106~107

이 중 한 가지 선택

바른 자세를 위한
근력 운동 A
▶ p.108

바른 자세를 위한
근력 운동 B
▶ p.109

둘 다 추가

STEP (3)

트레이닝 집중 공략

선택한 스트레칭 동작을 매일 지속하자!

TARGET　가슴 근육

1~2번 중 한 가지 선택!

대흉근 스트레칭

대흉근 ▶

큰 근육이므로 손의 위치를 바꿔가며 늘이자!

1　벽에 기대 뒤돌아보기

CHECK

【 좌우 각 20~30초 × 2~3회 】

 준비하기

벽 옆에 서서 한쪽 팔을 뒤로 보내
손바닥으로 벽을 짚는다.

 어깨 붙여 늘이기

몸은 정면을 향하고 어깨를 벽에 밀착시켜 중
부 대흉근을 쭉 편다. 손의 위치를 위, 아래로
옮겨가며 근육을 골고루 이완시킨다. 반대쪽
도 동일하게 진행한다.

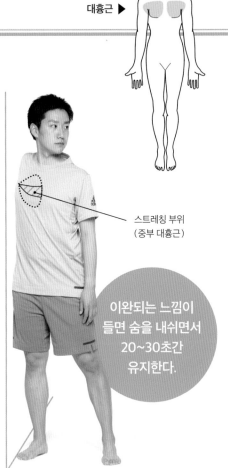

스트레칭 부위
(중부 대흉근)

이완되는 느낌이
들면 숨을 내쉬면서
20~30초간
유지한다.

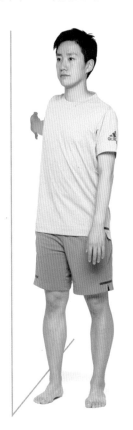

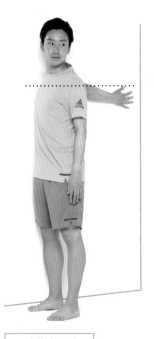

옆에서 보면

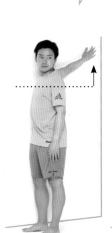

손을 위로

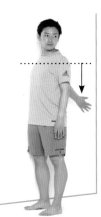

손을 아래로

N G

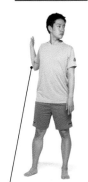

팔꿈치를 구부리지 않는다.

하부 대흉근을 늘인다.　　상부 대흉근을 늘인다.

① 준비하기

네발로 엎드린 자세에서 한 손을 옆으로 똑바로 뻗어 의자에 올려둔다.

2 의자 짚고 돌아보기

CHECK

【 좌우 각 20~30초 × 2~3회 】

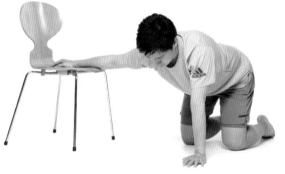

② 어깨 밀어 늘이기

팔의 위치를 고정한 채 어깨를 바닥 쪽으로 밀어 중부 대흉근을 쭉 편다. 팔은 고정한 채로 몸을 앞, 뒤로 움직여 어깨 근육을 골고루 이완시킨다. 반대쪽도 동일하게 진행한다.

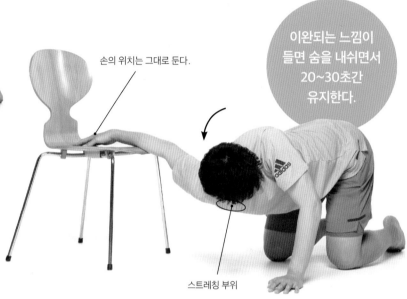

손의 위치는 그대로 둔다.

이완되는 느낌이 들면 숨을 내쉬면서 20~30초간 유지한다.

스트레칭 부위

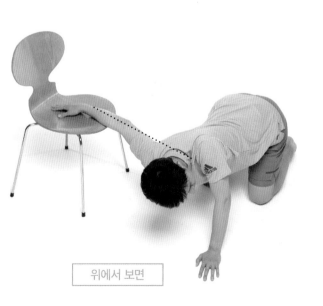

위에서 보면

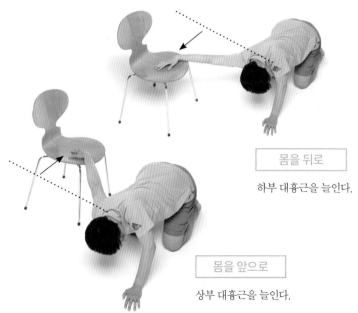

몸을 뒤로

하부 대흉근을 늘인다.

몸을 앞으로

상부 대흉근을 늘인다.

바른 자세를 위한 근력 운동 A
(중부 승모근)

중부 승모근 ▶

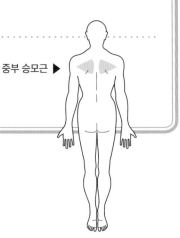

천천히 움직이다 보면 서서히 좋아진다!

의자에서 팔 벌리기

【 20회 × 2~3세트 】

①

양손에 500mL 물병을 들고 의자에 앉는다. 상체를 앞으로 숙이고 양팔을 아래로 내린다.

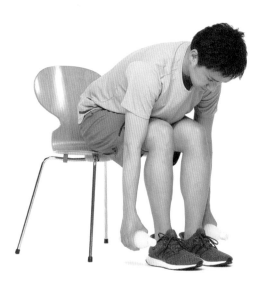

• 근력 운동은 신발을 신어야 다리에 힘을 주기 쉽지만 집에서 할 때는 굳이 신발을 신지 않아도 된다.

②

상체를 고정한 채 4초 동안 천천히 양팔을 어깨 높이까지 들어 올렸다가 다시 4초 동안 제자리로 돌아온다. 동작을 반복한다.

팔꿈치를 살짝 구부린다.

상체는 고정한다.

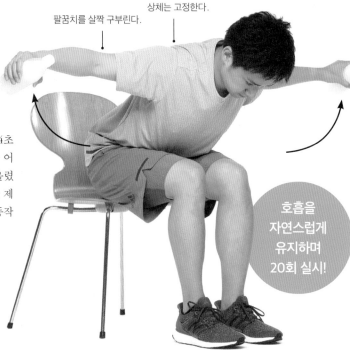

호흡을 자연스럽게 유지하며 20회 실시!

어깨뼈를 당겨 모으는 느낌으로!

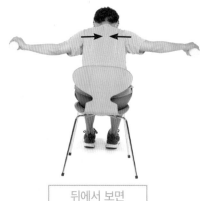

뒤에서 보면

상체를 들지 않는다.

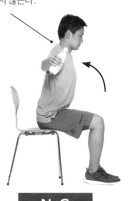

N G

바른 자세를 위한 근력 운동 B
(능형근)

능형근 ▶

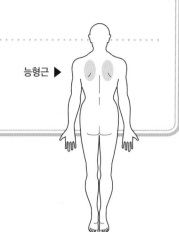

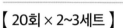
가슴을 내밀면 효과적이다!

엉덩이 올렸다 내리기

【 20회 × 2~3세트 】

② 어깨뼈를 뒤로 모으면서 4초 동안 천천히 엉덩이를 들어 올렸다가 다시 4초 동안 제자리로 돌아온다. 동작을 반복한다.

① 양 무릎을 세우고 앉은 다음 양손을 몸 뒤쪽 바닥에 댄다.

가슴을 내민다.

팔꿈치를 쭉 편다.

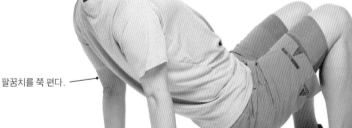

호흡을 자연스럽게 유지하며 20회 실시!

어깨뼈를 당겨 모으는 느낌으로!

엉덩이를 너무 높이 들면 팔, 다리 근력 운동이 되므로 주의하자.

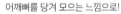

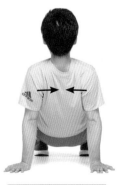

뒤에서 보면

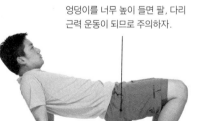

N G

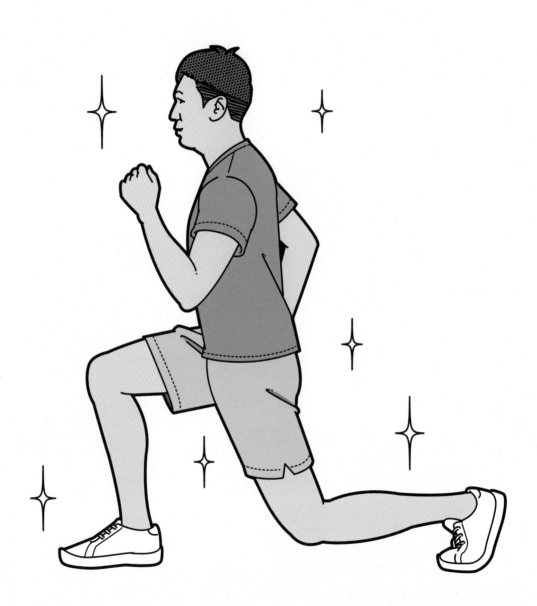

최초 공개!

나카노 제임스 슈이치의
데일리 스트레칭

나카노 제임스 슈이치는 이렇게 말한다. "사람마다 근육이 잘 늘어난다고 느끼는 동작이 다르다." 그는 항상 같은 동작을 하지 않고, 그날의 활동에 따라 스트레칭하는 부위와 동작에 변화를 준다. 하나의 동작으로 여러 근육을 함께 스트레칭하는 방법과 짐볼, 폼롤러를 사용한 스트레칭까지 함께 배워보자!

나카노 제임스 슈이치의 데일리 스트레칭

다음은 저자가 자투리 시간이 생길 때마다 혹은 취침 전에 자주 하는 스트레칭이다. 피로감이 느껴지거나 굳어 있는 근육을 중심으로 동작을 결정한 뒤 실행한다. 스트레칭은 이렇듯 다양하게 변화를 줄 수 있다!

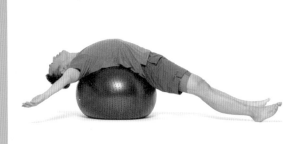

복직근, 대흉근

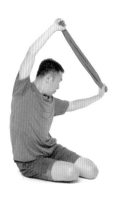

복사근, 광배근

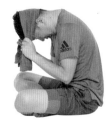

상부 승모근, 판상근

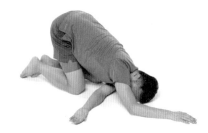

중부 승모근, 삼각근

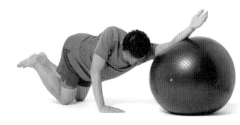

전거근, 광배근

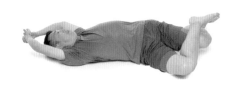

복사근, 중둔근, 광배근

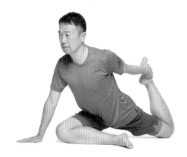

대둔근, 장요근, 대퇴사두근

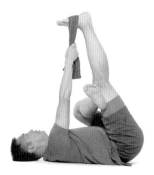

대둔근, 햄스트링, 하퇴삼두근

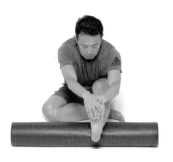

햄스트링

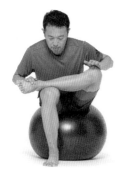

대둔근

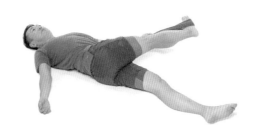

대퇴 근막장근, 중둔근

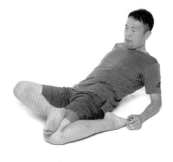

장요근, 대퇴사두근

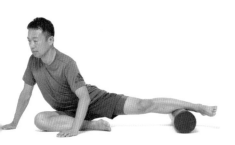

고관절 내회전 근육

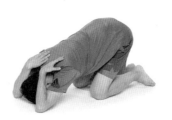

상완삼두근

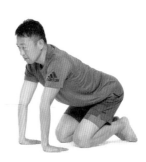

상완이두근

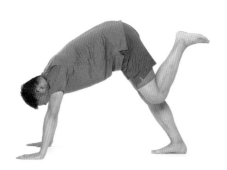

장딴지근

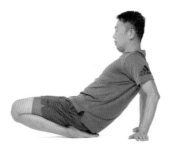

전경골근

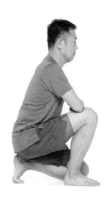

족저근

스트레칭 & 근력 운동
INDEX

'유연성 셀프 테스트(p.24~28)'를 통해 유연성이 부족한 근육을 찾아낸 뒤 나에게 필요한 스트레칭과 근력 운동을 병행하자!

대흉근 스트레칭
⬤ p.106~107

삼각근 근력 운동
⬤ p.100

상완요골근 스트레칭
⬤ p.101

장요근 스트레칭
⬤ p.52~55

대퇴사두근 스트레칭
⬤ p.64~67

고관절 내회전 근육 스트레칭
⬤ p.34~38

전경골근 스트레칭
⬤ p.86

전경골근 근력 운동
⬤ p.88

족저근 스트레칭
⬤ p.87

족저근 근력 운동
⬤ p.89

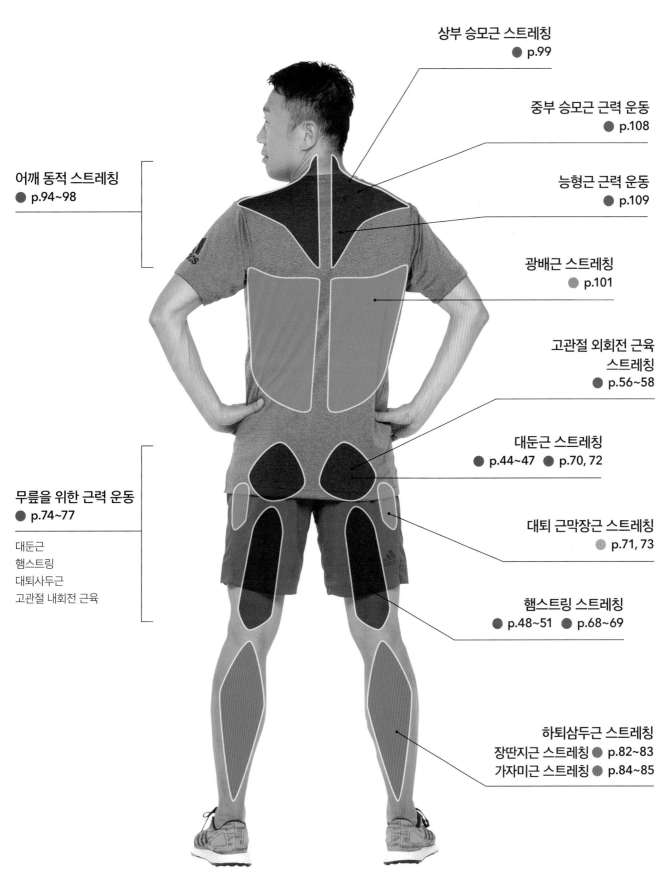

상부 승모근 스트레칭
● p.99

중부 승모근 근력 운동
● p.108

어깨 동적 스트레칭
● p.94~98

능형근 근력 운동
● p.109

광배근 스트레칭
● p.101

고관절 외회전 근육
스트레칭
● p.56~58

대둔근 스트레칭
● p.44~47 ● p.70, 72

무릎을 위한 근력 운동
● p.74~77

대둔근
햄스트링
대퇴사두근
고관절 내회전 근육

대퇴 근막장근 스트레칭
● p.71, 73

햄스트링 스트레칭
● p.48~51 ● p.68~69

하퇴삼두근 스트레칭
장딴지근 스트레칭 ● p.82~83
가자미근 스트레칭 ● p.84~85

몸이 뻣뻣한 사람을 위한

유연강좌

펴낸날 초판 1쇄 2018년 12월 10일 | 초판 4쇄 2020년 2월 3일

지은이 나카노 제임스 슈이치

펴낸이 임호준
본부장 김소중
편집 박햇님 고영아 이한결 이상미 현유민
디자인 김효숙 정윤경 | **마케팅** 정영주 길보민
경영지원 나은혜 박석호 | **IT 운영팀** 표형원 이용직 김준홍 권지선

인쇄 (주)웰컴피앤피

펴낸곳 비타북스 | **발행처** (주)헬스조선 | **출판등록** 제2-4324호 2006년 1월 12일
주소 서울특별시 중구 세종대로 21길 30 | **전화** (02) 724-7682 | **팩스** (02) 722-9339
포스트 post.naver.com/vita_books | **블로그** blog.naver.com/vita_books | **인스타그램** @vitabooks_official

ISBN 979-11-5846-269-7 13510

• 이 도서의 국립중앙도서관 출판예정도서목록(CIP)은 서지정보유통지원시스템 홈페이지(http://seoji.nl.go.kr)와
  국가자료공동목록시스템(http://www.nl.go.kr/kolisnet)에서 이용하실 수 있습니다. (CIP제어번호: CIP2018038925)

• 비타북스는 독자 여러분의 책에 대한 아이디어와 원고 투고를 기다리고 있습니다.
  책 출간을 원하시는 분은 이메일 vbook@chosun.com으로 간단한 개요와 취지, 연락처 등을 보내주세요.

비타북스는 건강한 몸과 아름다운 삶을 생각하는 (주)헬스조선의 출판 브랜드입니다.